不同运动项目
注意事项

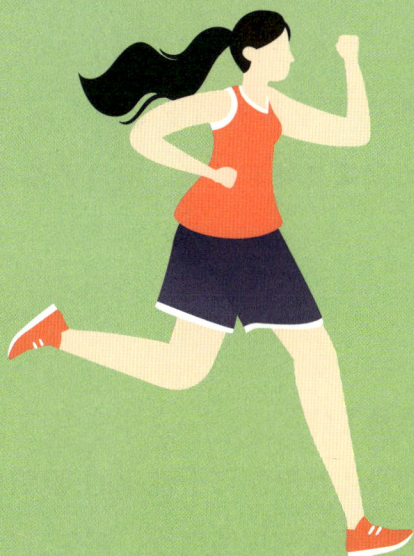

运动不仅能增强体魄，还能愉悦身心。然而，错误的运动方式、不当的环境可能带来健康隐患。骑行者应注意逐步增加骑行量，并调整骑行姿势；跑步者需要根据天气状况合理安排锻炼时间，根据运动计划安排膳食，根据自身情况选择装备；进行拳击、滑雪、球类等剧烈运动时，要掌握崴脚等急性损伤的预防措施及应急处置方法；进行游泳、普拉提、力量训练等对四肢关节友好的运动时，了解其相关知识也有助于开始或者坚持锻炼。总之，正确的运动方法不仅能提高运动表现，更能保障我们的健康与安全。

如何安全"撸铁"

小钱是健身房的新手，他对"撸铁"（力量训练）充满了兴趣，但由于缺乏经验，他在训练中出现了一些问题。一次，他在没有进行充分热身的情况下，直接开始进行重负荷的深蹲训练，结果导致了腰部拉伤。经过这次意外，小钱意识到正确的训练方法和做好安全措施的重要性。他开始向专业教练请教，学习正确的训练姿势和技巧，同时严格遵守热身和拉伸的流程。

小课堂

1. "撸铁"前的准备工作

根据自身目标和身体状况制订个性化的训练计划。新手应从基础训练开始，逐渐增加重量和训练强度，避免盲目追求高负荷。进行充分的热身运动，激活肌肉和关节，预防运动损伤。可以进行5~10分钟的有氧运动，如慢跑、跳绳等，提高身体温度和促进血液循环。确保使用合适的装备，如运动鞋、护腕、护膝等，以提供足够的支撑和保护。

2. "撸铁"中的安全注意事项

请教专业教练，学习正确的动作要领和技巧，确保每次训练都能达到最佳效果。控制训练重量和次数，根据自身能力选择适合的重量，逐步增加训练强度。每组训练应控制在8~12次，避免超负荷训练造成的身体疲劳和伤害。保持均衡的训练计划，避免单一部位的过度训练。应合理安排训练部位的轮换，均衡发展全身肌肉，避免局部肌肉的过度疲劳和损伤。注意呼吸节奏，避免憋气。进行力量训练时，应在用力时呼气，放松时吸气，保持均匀的呼吸节奏，提高训练效果。

3. "撸铁"后的恢复工作

进行适当的拉伸放松，缓解肌肉紧张和疲劳。可以进行臀部、腿部、背部和肩部的拉伸，每个动作保持20~30秒，有助于恢复肌肉弹性和柔韧性。补充足够的营养和水分，促进肌肉恢复和生长。训练后应及时摄入蛋白质和碳水化合物，如奶昔、鸡胸肉、全麦面包等，帮助肌肉修复和生长。保证充足的休息时间，避免过度训练。每次训练后应有48小时的休息时间，让肌肉充分恢复，避免因过度训练导致的疲劳和伤害。

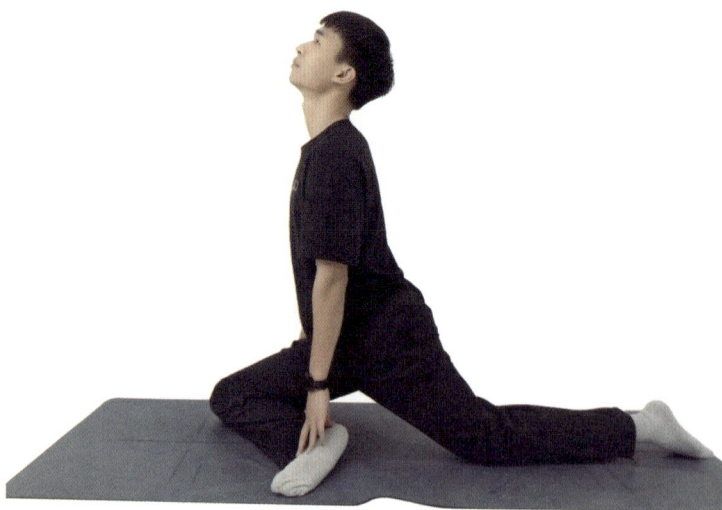

臀部肌肉拉伸

知识扩展

不同方式力量训练的安全性

（1）自重训练：利用自身重量进行的力量训练，如俯卧撑、仰卧起坐、引体向上等。这种训练方式相对安全，适合新手和没有器械的情况下进行。需要注意的是，正确的动作姿势是关键，可以避免因姿势不当导致的肌肉拉伤。

（2）器械训练：可以更精确地调整训练负荷，针对性地锻炼不同肌肉群。但需要注意的是，使用器械时要了解每种器械的正确使用方法，避免因操作不当导致的机械损伤。初学者建议在专业教练的指导下进行。

（3）自由重量训练：如哑铃、杠铃训练，可以更全面地锻炼肌肉，提高肌肉的力量和协调性。但由于自由重量训练需要更高的控制能力和稳定性，新手在进行自由重量训练时，应选择适合的重量，确保动作标准，并在有保护措施的情况下进行。

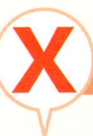

X 误区解读

1. 撸铁只适合男性

实际上，力量训练对男女都有益，女性适度训练可提高代谢、塑造体形。女性肌肉生长受激素影响，科学训练和合理饮食可达到增强体质、改善体型的目的，还能提高骨密度、预防骨质疏松、减缓衰老。

2. 撸铁不需要休息

适当休息是力量训练的重要部分，肌肉在训练中受损，在休息期间恢复和生长。每次训练后应有 48 小时休息，合理训练频率为每周 3 ~ 4 次，每次不超过 60 分钟。休息时保证充足睡眠、摄入足够营养，促进肌肉恢复和生长。

如何避免打羽毛球时受伤

小李和小王相约去打羽毛球，到了球场之后，由于只预约了 1 个小时的场地，本着不浪费时间的原则，他们还没热身就上场打了起来。经过 40 分钟的激烈对攻，小王在后场打出一记跳杀落地后着急往前跑，在右脚蹬地的瞬间突然听到"砰"的一声，感觉小腿肚被人踢了一脚，剧烈的疼痛来袭后小李赶紧把小王送往医院诊断为右脚跟腱断裂。后来在医生的建议下，小王接受了手术治疗，之后又经过了一段漫长的康复训练后他才终于回到了羽毛球场。

小课堂

1. 打羽毛球需要做充分的热身

羽毛球的球速可以算是所有球类运动中最快的，所以通常会对球员下肢移动能力和上肢鞭打能力有较高的要求，球员常常需要瞬间的爆发力来完成相应的动作，这就需要球员的肌肉在短时间内承受多次强力的收缩。所以，如果球员在打球之前没有进行充分的热身，那么肌肉或者肌腱在巨大的张力之下就很容易发生损伤，比如发生肌肉拉伤、韧带与肌腱的损伤甚至是断裂。常用的热身活动主要包括腿部肌肉以及肩袖肌群、核心肌群的激活以及拉伸等，具体的热身方法可咨询专业医生或者康复师。

2. 不在身体过度疲劳时打羽毛球

当人体感觉到很疲劳时，人体的神经肌肉控制就会很容易出现问题。比如在正常情况下，我们走路时在踩到凹凸不平的路面时可以迅速做出调整，保持身体平衡；而当我们的身体感到很疲惫的时候突然踩到石子或者不平整的路面，由于肌肉募集能力的下降，可能就会造成崴脚。而在打球过程中也有可能会因为身体的疲劳而出现错误的落地姿势导致损伤。因此，应该尽量在身体状态较好的情况下打球。

3. 打羽毛球时需要时刻观察周围环境

球场周围的环境对于预防运动损伤也非常重要。由于我们在打羽毛球过程中常常会伴随着羽毛球上的羽毛被打落在地板上，同时也经常会有汗液滴落在地板上，这个时候如果我们在高速移动中不小心踩到羽毛或者汗液，就可能会发生滑倒。同时我们在球场中行走时，也要注意不要走到正在打球的其他人场地中，以避免与正在打球的球友出现碰撞。

知识扩展

可以防止打羽毛球时受伤的辅助装备

首先，选择一双适合自己的羽毛球鞋，羽毛球鞋具有很强的防滑性，可以有效防止球员滑倒；同时，羽毛球鞋的前内侧通常都会做耐磨处理，可以保证球员的非支撑腿能够进行稳定的步伐移动，羽毛球鞋也具有缓震以及稳定脚踝的作用，可以有效防止脚踝扭伤。其次，膝关节在打球过程中承受压力过大，我们可以选择髌骨保护带来缓解膝关节髌腱的压力，也可以使用弹性绷带、护膝等装备来加强膝关节的稳定性，防止韧带损伤。最后，肌贴作为运动员常用的运动贴布，也可以在打羽毛球之前进行贴扎，在有效保护关节活动、缓解肌肉紧张、帮助肌肉收缩等方面都有一定的作用。

误区解读

1. 打羽毛球很简单，不需要专门去学习

这种说法是错误的。正确的握拍方式和击球动作是打好羽毛球的基础，如果不去学习正确的动作，长时间以错误的动作去打球，比

如使用苍蝇拍式握拍、抡大臂式挥拍等，这样就会很容易造成肩、肘以及腕关节的损伤；同样，敏捷流畅的步伐是打好羽毛球的关键，而如果步伐不正确，球员就可能由于慌乱而发生摔倒从而引起损伤。

2. 为了杀球时清脆的声音，可以把羽毛球拍的磅数拉得很高

这种说法是错误的。球拍的磅数越高，拍面越硬，击球时传递到手臂的作用力就越大，手臂力量不足的爱好者盲目使用高磅数球拍的话会很容易出现上肢损伤。所以，一般的爱好者应该选择真正适合自己磅数的球拍，比如初学者在刚开始打羽毛球时可以选择22磅左右的球拍。

游泳时肩部疼痛就不能再游了吗

游泳运动爱好者钱某，38岁，不管春夏秋冬、严寒酷暑，每天都要到游泳馆或者河里游上几个小时，钱先生发现自己的左肩膀游泳运动时和运动后出现持续性的疼痛，而且越来越严重，影响到了晚上的睡眠。去医院就诊后，被诊断为肩关节撞击综合征，经过制动休息、药物治疗、局部注射治疗缓解了症状，又在专业运动康复师的指导下进行了肩部的康复训练，加强了肩关节周围肌肉功能，钱先生又可以继续游泳了。

小课堂

1. 游泳时出现肩部疼痛就不能再游了吗

游泳是需要肩关节反复活动的一项运动，其中肩关节频繁的过

头顶动作，导致肩峰与肩关节肌腱的撞击，造成肩部的滑囊及肌腱发炎，从而诱发肩部疼痛。许多游泳爱好者的肩关节痛都与此有关，这类肩关节痛仅仅是肩关节局部的无菌性炎症导致的疼痛，经过医生的诊治，肩关节疼痛消除时，大多可以继续进行游泳运动的。但是有过相关肩痛病史的人，建议加强肩关节周围肌力的训练，以预防再次出现类似情况。另外，有条件的情况下应向专业游泳教练学习正确的游泳姿势，因为不正确的游泳姿势会诱发肩关节的疼痛出现。

2. 肩关节肌腱撕裂时就不建议再进行游泳运动了

我们在游泳时，上臂需要充分大范围活动上肢大量重复发力动作，同时受到水的阻力影响，肩部会承受较大的压力。运动不当或运动过度，就会导致肩关节肌腱损伤。肩关节肌腱损伤后就会出现疼痛，有时会伴有活动受限的表现。同时肩关节肌腱又是血供较少的组织，一旦出现撕裂后很难自愈，如果再反复地进行游泳运动则会加重其损伤程度，后续恢复起来会更加困难。所以出现明确的肩关节肌腱的撕裂，不建议再进行游泳运动了。

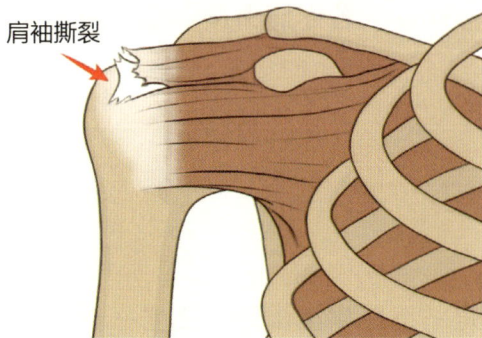

肩袖撕裂

肩袖撕裂示意图

1. 游泳所致的肩关节痛最常见的治疗方式及就医提示

若您游泳时或者游泳后出现肩关节疼痛，建议第一时间去运动损伤专科就诊，必要时行肩关节磁共振成像检查，可以明确检查出肩关节的具体问题，并有针对性地进行治疗。若仅仅是肩关节滑囊炎及肌腱炎等无菌性炎症，则首先注意休息，避免剧烈运动；其次可口服一些消炎镇痛药，缓解疼痛；如果疼痛无明显缓解或进一步加重，则可尝试局部封闭治疗。若出现肩关节肌腱的撕裂，则大概率需要外科手术进行干预缝合撕裂的肌腱，并进行康复功能训练。

2. 如何预防游泳时肩关节痛的发生

在进行游泳运动前做好充分的热身活动，双肩上耸，两臂画圆和扩胸运动 20 次，充分激活肩关节周围的肌肉和韧带；保持正确的泳姿，放松且动作舒展，手脚及肩部配合协调，游泳速度均衡，不要过快过猛；合理控制游泳的时长，每次游泳不宜超过 60 分钟；游泳运动后要适度放松肩关节，拉伸肩关节周围肌肉及肌腱。若游泳后出现肩部轻度不适，应休息 1 ~ 2 周，若不适缓解，则可以继续进行游泳运动，若疼痛不缓解则尽快就医。

腰痛遇到普拉提

小寒是一个规律生活的办公室一族。他有一个时常困扰他的问题——慢性复发性腰痛。他去医院看过医生，按照处方贴过膏药，做过理疗。每次治疗后，他的症状都能缓解，但过一段时间又会出现。医生告诉他需要避免久坐和久站，要多运动，增强核心力量。他开始学习普拉提，经过1个多月的锻炼后，发现疼痛的发作频率降低了。

💡 小课堂 · · · · · · · · · · · · · · · · · · ·

1. 治疗慢性腰痛必须要加强锻炼吗

慢性腰痛的原因有很多，有腰椎明确病变导致的，如椎体终板炎、棘上韧带炎等，也有没有腰椎明确病变的，如慢性非特异性腰痛。后者更为常见，是慢性复发性腰痛的主要病因。大多数腰痛都可以从特定的锻炼中获益，但有明确病变的腰痛，针对病变部位做理疗、药物治疗或者局部封闭治疗，也可能药到病除。而对于慢性非特异性腰痛，虽然药物治疗或理疗能够缓解症状，但其发病机制与姿势不良、腰部肌力或耐力的相对不足息息相关。因此，要彻底治疗这种类型的腰痛，必须进行相应的锻炼，消除病因。

2. 为什么练普拉提能治疗腰痛

普拉提是一种涉及腰部和腹部肌肉的运动形式，这些肌肉都属于核心肌肉。规律的普拉提锻炼能增强肌力、增加核心肌群的柔韧性，并且改善核心体态。因此，普拉提能够加强腰部的肌肉支持，让人站立、行走或坐下时能够维持"脊柱友好"的姿态，避免腰椎关节局部应力过大或软组织张力过高导致的腰痛复发。临床上普拉提可单独作为腰痛康复治疗的内容；也可以与其他康复锻炼组合，作为康复治疗的一部分。

1. 普拉提和瑜伽的区别是什么

普拉提和瑜伽都是强调身体肌肉控制与呼吸配合的低负荷运动，都能增加核心力量和身体柔韧性，分别源自德国和印度。练习瑜伽时，通常会选择一个姿势并保持它，或者换一个不同的姿势。普拉提，则是在一个姿势的基础上，维持躯干稳定的同时通过移动手臂或腿来刺激核心肌群。瑜伽强调提高整体的身心健康，普拉提增加肌力和柔韧性的效果更好。男性和女性都适合进行普拉提和瑜伽锻炼。

2. 适宜腰痛患者的入门普拉提动作

普拉提的锻炼动作有很多，绝大多数都对慢性非特异性腰痛患者有益，可选择其中 3 ~ 4 个动作初步尝试。注意持之以恒才是运动获益的关键，因此尽量选择自己做起来舒适方便的动作。以下列举 2 个适合初学者的动作。

骨盆倾斜：开始时，仰卧，膝盖弯曲，双脚平放在地板上。保持背部的自然曲线。当呼气时，束紧腹部肌肉，想象将椎骨一次一个向后移动。感觉肋骨后面的椎骨、胸骨和颈部在你下面的垫子上留下印记。当吸气时，感觉脊柱肌肉放松，脊柱恢复到原来的形状。

死虫子：仰卧，膝盖弯曲，双脚离开地面，手臂向上伸展。呼气时，将右臂向后伸展，同时伸直左腿，保持脚离开地面，吸气回到起始位置。呼气时，伸展另一侧的手臂和腿。注意保持腹部肌肉收紧。

✕ 误区解读

1. 老年人不能练普拉提

普拉提的核心消费人群是 30～50 岁。有些人认为老年人存在关节活动度下降、骨质疏松等问题不适合练普拉提。事实上，普拉提是一种温和而有效的锻炼方法，可以使所有年龄段的人受益，包括老年人。研究表明，65 岁以上的慢性腰痛患者经过 10 周的普拉提锻炼，每周 2 次，每次 45 分钟，能显著减轻腰痛，改善生活质量。这种效果能持续至少 6 个月。

2. 身体柔韧性不好不能练普拉提

普拉提有标准动作，但由于肥胖、柔韧性差或身体力量弱等原因，初学者可能无法达到标准动作的动作幅度。但这并不影响普拉提锻炼能为参与者带来身心健康或腰痛减轻的益处。锻炼的过程也是提高身体柔韧性的过程，所以柔韧性不好的初学者与其焦虑开始普拉提的困难，不如去期待自己能够获得的更大的改变。

究竟如何处理球类运动中的崴脚

小王在打篮球突破上篮落地时不小心踩到了防守队员的脚上崴了脚，顿感脚踝一阵剧痛，坐在了地上。在朋友们的搀扶下小王试着站了起来，但脚一踩地就疼痛难忍。回家后，小王发现脚踝已经肿起来了，连忙找了一瓶药酒开始对受伤的脚踝进行按摩，想快点消肿镇痛，没想到按摩后脚踝肿痛更厉害了。第二天，小王发现整个脚踝和脚肿得像包子一样，于是赶紧去了医院。经过检查，确诊小王是腓骨远端骨折，医生进行了石膏固定和消肿治疗，并提醒他：若延误治疗，可能会发生肌肉坏死和／或神经功能障碍等不可逆损伤。进行固定和专业的康复训练后，小王三个月就重新回到了篮球场。

小课堂

1. 在球类运动中，崴脚初期该如何处理

崴脚初期我们应该遵循 POLICE 原则，即保护（protection），保护受伤区域免受进一步伤害；适当负荷（optimal loading），避免患肢过度负重，但在疼痛允许的情况下，伤处进行适当的负荷能够促进损伤部位的血运恢复和组织塑形，减少关节粘连，同时可以预防下肢血栓形成；冰敷（ice），最好在受伤后 5 ~ 10 分钟即开始冰敷，推荐使用碎冰与水混合物冰敷 15 ~ 20 分钟，在开始的 24 小时内每 1 ~ 2 小时重复 1 次，然后逐渐减少频率，受伤后持续冰敷 3 天，有助于减轻肿胀和镇痛；加压包扎（compression），加压包扎可以限制关节内水肿和组织出血；抬高（elevation），使患肢在不行走时保持抬高，应将下肢抬高到臀部以上，促进回流，减轻肿胀。

2. 在球类运动中，崴脚中后期如何恢复

崴脚经过急性期的治疗后通常疼痛肿胀有明显缓解，在中后期可以使用一些活血化瘀的外用与口服药物，以及进行对症的理疗，比如超声波、短波等促进组织愈合，减轻无菌性炎症。更应该进行科学的康复训练，重点在以下几个方面：①逐步恢复踝关节活动度，达到无痛全范围活动；②逐步增强踝关节肌力；③加强踝关节的本体感觉训练，增强神经肌肉控制能力；④邻近关节的功能锻炼也要重视，比如膝关节、足趾肌群等。

3. 在球场上崴脚了，现场没有条件进行专业处理怎么办

很多情况下在球场上崴脚了，但没有条件进行专业处理，比如没有冰块、没有绷带等。这种时候我们可以就地取材，比如可以买几支雪糕进行冰敷，用有弹性的背心或者毛巾进行加压包扎等，即刻的处理很重要，可以尽量减轻肿胀的程度，有助于恢复。

知识扩展

1. 为什么崴脚时大部分是外踝损伤

这是由于踝关节的解剖结构决定的，由于外踝的腓骨比内踝的胫骨长，踝内侧韧带比外侧韧带坚韧，因而足的内翻活动范围比外翻大，又因距骨前宽后窄，当在绷脚背时，比如跳起时，较窄的距骨体后部进入踝穴，允许有一定的侧向运动和较大的内翻运动，踝关节稳定性下降，如果落地时扭伤，则使踝关节易发生内翻而引起外侧韧带损伤。

2. 崴脚急性期哪些是不能做的

前面谈到了崴脚急性期的处理原则，这里要强调哪些行为是不能做的。崴脚后要注意避免 HARM 行为：热（heat），不要热敷受伤部位，过早热敷，会加剧出血及组织液渗出的程度，这与冰敷的效果完全相反，不利于恢复；酒精（alcohol），避免饮酒及局部应用刺激性药物，如红花油、药酒和活血化瘀的贴膏等，以免增加血

液流动。急性损伤处的血液正处于滞胀的状态，血液的代谢状态异常，过多的血液涌入，很可能导致肿胀加剧；跑步/运动（run），损伤早期避免运动或锻炼受伤部位，损伤部位继续活动会导致损伤加重；按摩（massage），损伤急性期直接按摩受伤部位可加重组织的损伤和肿胀，通常不要在崴脚后初期的 72 小时内按摩。

✕ 误区解读

崴脚没骨折就没事

我们可能经常会听到崴脚的人说："没骨折就没事，养几天就好了"。这是不正确的。崴脚后如果疼痛肿胀较严重应及时就医，进行 X 线片或 CT 检查排除骨折后，也不说明就没事了，韧带等软组织的损伤若处理不得当，后果可能是非常严重的。比如外踝韧带的撕裂，如果不经科学的治疗，很容易造成踝关节的不稳，这会引起踝关节的反复扭伤以及慢性疼痛，时间久了会出现踝关节软骨的破坏，直至骨性关节炎的发生。因此，崴脚后除了骨头更要重视韧带。

如何避免健身跑等长跑运动中的下肢损伤

热爱跑步的小王为了备战半马，每天拼命刷圈，结果膝盖疼得连楼梯都爬不动。医生告诉他："你的肌肉太弱，跑得又太多，关节受不了啦！"小王不甘心放弃，听从了医生的建议。减量：从每天 10 公里降到隔天 5 公里；练力量：每天深蹲、平板支撑强化臀腿；换装备：买了双专业跑鞋纠正跑姿。3 个月后，他不仅膝盖不疼了，半马还跑出了 PB（个人最佳）！现在他逢人就笑："瞎跑伤身，科学跑步才是王道！"

💡 小课堂 ·························

1. 大体重的人适合跑步减肥吗

当然适合。跑步或健身跑等有氧运动是减肥的基础运动，但不要想着一蹴而就，健身减肥是一个规律坚持而循序渐进的过程，尤其对于大体重人群来说。因为体重大，跑步时下肢关节承受的负荷也更大，更容易出现运动损伤。建议开始时结合其他有氧运动，如骑行、游泳、登山机、椭圆仪等，中期可以考虑增加跑步的训练内容，这样既可以减少下肢的运动损伤，还能起到健身减肥的效果。

2. 每次跑步都会膝盖痛，还可以继续跑步吗

如果只是肌肉、肌腱的酸痛等感觉，而且跑完步，通过及时的牵拉放松，疼痛迅速得到缓解，那么您不用担心，可以继续跑步，人体会慢慢适应这种运动刺激带来的短暂疼痛，一般不会有什么危害。但如果是关节周围的明显疼痛，甚至伴有肿胀，那么请您暂时停止跑步，及时到医院就诊，排除严重运动损伤可能。

🎓 知识扩展 ////

1. 跑步前应该做好哪些准备，才能尽量避免损伤

①选择专业的跑步装备，尤其是专业的跑鞋，可以有效减少下

肢的运动损伤。②需要做好跑前热身和跑后牵拉放松，避免运动劳损。③最好选择铺设塑胶跑道的路面，可以有效减少路面对下肢的反作用力，降低反复应力刺激对下肢的伤害。④一定记住运动适可而止，不要过度运动。对于初学者，跑步距离每周控制在 20 千米以内为宜，进阶者每周可以控制在 30 千米以内。需要提醒的是，如果不是专业运动员，即便是跑步老手，跑步距离每周也不要超过 40 千米，否则会增加运动损伤的风险。

2. 跑步时小腿经常出现痛，这是怎么回事

对于初学者，由于运动量较小，累积伤力无法形成大患，小伤小病在适当休息后就能缓解。但随着运动量的增加和运动强度的提高，虽然跑步成绩也会提高，但是一些运动劳损或者严重的运动损伤也会随之而来。最常见的就是小腿的疲劳性骨膜炎，这种运动损伤早期就是跑步时感到小腿前方和侧方的疼痛肿胀感，严重后甚至快速行走时也会感到疼痛。所以，一旦出现这种现象，请缩短跑步距离，必要时到专科医院就诊，避免更严重的损伤出现。

✗ 误区解读

1. 跑鞋鞋底很软，穿着舒服，跑起步来才不会受伤

对于跑鞋来说，并不是鞋底越软越好，过度柔软会影响足底肌肉肌腱等结构对地面反作用力的感知能力，身体失去平衡时，身体反应能力下降，容易摔伤。另外，过度柔软的鞋底通常弹性欠佳，当足踝部蹬地时，身体获得的推进力会减小，不仅影响跑步速度，也容易导致下肢，尤其是足底出现劳损，继而产生疼痛。

2. **跑步本身就是热身运动，跑步之前不需要再进行其他热身运动**

这个观点是很多人的认识误区。跑步运动中，心率和呼吸以及肌肉关节等都处于高水平，而且会维持很长时间，尤其是下肢肌腱、韧带、关节等运动系统需要提前适应跑步过程中的反复应力刺激。所以在健身跑之前，为了减少伤病，提高运动效果，需要让运动系统先热起来。专家建议，正式跑步之前，需要 10 ~ 15 分钟的热身，包括慢速跑、牵拉等。

马术入门——正确骑姿与训练技巧

小明对马术充满向往。第一次骑马时，他既兴奋又紧张，因不熟悉握缰绳技巧导致马时而停下。在教练的耐心指导下，他学会了用腿和身体动作控制马的速度和方向。练习中，小明感受到了马的温暖和力量，认识到马术不仅是身体挑战，更是心灵锤炼。每次成功完成动作，他都充满成就感。经过几次训练，他逐渐掌握了基本技巧，能够自如骑马。骑马时，小明不仅感受到风的呼啸，也体会到人与马之间的深厚信任和默契。这段经历让小明更加热爱马术，懂得了坚持和努力的意义。

小课堂

1. **骑马姿势秘诀——稳如泰山，动如脱兔**

正确的骑马姿势是马术训练的第一步。首先，坐在马鞍上时要保持自然放松，但不失稳定。双腿要轻微弯曲，脚尖朝前，脚跟略微向下，确保重心集中在马鞍中央。身体不要前倾或后仰，脊柱保持直立，以形成对马的均匀压力。

手臂应自然下垂，肘部微屈，握缰绳的力度适中，不要太紧以免马感到不适。眼睛要保持平视，观察前方的线路，而不是低头看地面。这样的姿势不仅能保证骑手的安全，也能让马感觉到指令明确，从而更好地配合。稳定的姿势让你在马背上像泰山一样稳重，而能迅速反应并保持灵活，则如脱兔一般自如。

2. 马术训练技巧——从基础出发，马到成功

马术训练需要循序渐进，从基础做起。初学者应注重马的基本护理以及与马的交流，理解马的行为习惯，建立信任关系。每天的训练从简短的步行、慢跑开始，逐渐增加训练时间和强度。

训练中，骑手要学会通过腿部、臀部和缰绳协调发出正确指令，如加速、减速、转弯等。一个有效的方法是设立小目标，如每天进步一点点，这样既不让马感到疲劳，也能不断激发骑手的成就感。

除了实际操练，理论学习也至关重要。阅读马术相关书籍，观看专业视频，增强对马术的理解。同时，定期请教练进行专业指导，纠正动作中的错误，确保训练的有效性和安全。通过科学的训练方法，骑手不仅能提升技术，还能与马建立深厚默契，真正做到马到成功。

知识扩展

1. 为什么初学者每次骑马后腿部都会疼痛

初学者在骑马后常会感到腿部疼痛，这是因为骑马时需要用双

腿夹紧马背，这会使得平时不常用的肌肉得到锻炼，如内收肌、股四头肌和小腿肌肉。由于这些肌肉在日常生活中很少被如此集中地使用，因此在初次或早期骑马训练后，骑手会感到明显的肌肉酸痛。

为了减轻这种不适，骑手可以在骑马前后进行适当的拉伸运动。此外，逐步增加骑马的时间和强度，让身体逐渐适应这种运动，也可以有效减轻疼痛。

2. 如何正确地握缰绳

正确握缰绳对控制马和保证骑手安全至关重要。手腕放松，手掌轻握缰绳，肘部自然弯曲。手的位置应在马鬃上方，距离马嘴15～20厘米，手腕直立，力道适中，既不能太紧也不能太松。手指轻柔地握缰绳以便灵活调整，肘部微屈形成自然弧度，提供更好的缓冲和控制。掌握这些技巧可以帮助骑手更准确地传达指令，提高训练效果。

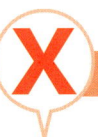

✗ 误区解读

1. 骑马时拉紧缰绳能更好地控制马

这种说法是不正确的。实际上，拉紧缰绳会让马感到不适或紧张，导致其反应过激。正确的方法是保持适度的握力，通过细腻的手部动作和腿部压力来引导马，使其自然反应。

2. 可以频繁清洗马

这种说法是不正确的。短时间内频繁清洗马可能会损伤它们的皮肤和毛发，导致其皮肤干燥或感染。适当的清洁是必要的，但也要控制频率，注重马的日常护理，如梳理毛发、清理蹄子等。

如何在拳击运动中保护手部关节

老李是个拳击爱好者，每周都进行拳击训练。有一次，在未充分热身的情况下他进行了高强度击打练习，导致右手手腕剧痛，无法继续训练。就医后，被诊断为手腕三角纤维软骨复合体损伤，医生建议他休息一段时间并进行康复治疗。在康复期间，老李按照医生和康复师的建议冰敷、使用护具、进行握力训练和手腕屈伸练习，确保手腕稳定性和灵活性。3个月后，他的手腕恢复正常。再次训练后，老李每次都充分热身，并佩戴专业护腕手套，保护手部关节，避免再次受伤。

小课堂

1. 拳击小知识——为什么你的手需要特别保护

拳击看似简单，实际上手部关节承受巨大冲击力，容易受伤。手部关节包括手腕、掌指关节和指间关节，这些结构复杂、脆弱。手腕的三角纤维软骨复合体是保持手腕稳定和灵活的重要结构，也是常见的受伤部位。一旦三角纤维软骨复合体受损，会引发剧烈疼痛和功能障碍。手腕扭伤通常由不正确的击打姿势或过度使用引起。掌指关节和指间关节易因重复打击而受伤和发炎，这些伤害不仅影响运动表现，还需要长时间恢复，严重时甚至可能结束拳击生涯。因此，保护手部关节并了解其重要性，是每个拳击爱好者的必修课。

2. 拳击手护手建议——怎样让你的手更耐用

保护手部关节是拳击的关键，能提升训练效果并保证长期安全。首先，充分热身，如手腕和手指的屈伸和旋转，能增加血液循环和关节灵活性。其次，选择合适护具，高质量拳击手套能缓冲冲击力，减轻关节压力；专业护腕手套提供额外支撑，防止手腕扭伤。

掌握正确击打技巧不可忽视。握拳时，手指紧密握在一起，拇指紧贴拳头外部，避免不必要的扭转动作，确保力量通过手腕、手臂和肩膀传导，减少手腕负荷。还要注重恢复和康复训练。受伤后立即冰敷和休息，减少肿胀和炎症，在医生和康复师指导下，逐步进行握力训练和手腕屈伸练习，保持关节稳定性和灵活性。

知识扩展

1. 如何选择合适的拳击手套

选择合适的拳击手套对保护手部关节至关重要。首先，根据个人体重和手掌大小选择手套的重量和尺寸。较轻手套适合快速出拳训练，较重手套适合体重较大者和增强力量训练。其次，手套内的填充物应足够柔软，以有效吸收冲击力，减少关节压力。高密度泡沫和多层填充材料是理想选择，能提供最佳保护。手套外部材质应耐用且透气，皮革或合成革是不错选择。最后，选择带有加长护腕设计的手套，可以提供额外的手腕支撑，防止扭伤。试戴时，确保手套紧贴但不压迫手部，保持舒适和灵活。

2. 手部康复训练包括什么

在因拳击导致手部关节受伤后，康复训练是恢复的重要环节，应在专业康复师的指导下进行，逐步增加强度，避免二次受伤。常见的手部康复训练包括：握力练习，手腕屈伸和旋转训练，手指灵活性训练，抗阻训练和协调性练习等。

✗ 误区解读

1. 手套越重越好

很多人认为手套越重，保护效果越好。实际上，手套的重量应根据个人情况选择，过重的手套反而可能增加手部关节的负担，导致受伤。

2. 受伤后立即热敷

受伤后立即热敷可能加重肿胀和疼痛，正确的方法是先进行冰敷，待肿胀消退后再进行热敷，促进血液循环和伤口愈合。

如何预防、处理快速跑跳类运动时踝关节扭伤

小李参加单位职工运动会 200 米跑。比赛当天，小李从工作岗位直奔运动场。发令枪响后参赛队员都如利箭一般飞奔向终点，眼看终点就在面前，小李突然脚下一扭，摔倒在地。大家把他扶到跑道旁，起初并未在意，可过了一会儿，踝关节渐

渐肿痛起来。冷敷后，同事把他送到了医院，做了必要处理。此后小李一直在想，自己一个小伙子为什么在平坦的跑道上跑一个 200 米还能扭伤踝关节，自己又该如何在今后的运动中预防再次扭伤呢？

💡 **小课堂** ● ● ● ● ● ● ● ● ● ● ● ● ● ● ● ● ●

1. 如何预防踝关节扭伤

我们知道踝关节韧带对维持关节稳定，防止扭伤非常重要，其实在韧带之外，踝关节周围肌肉也对预防扭伤起重要作用。强健而反应迅速的肌肉可以在运动中为我们提供足够的保护和支撑，所以要注意踝关节周围肌肉的锻炼。平时可使用弹力带提供阻力，踝关节克服阻力做内外翻运动，这样能很方便地锻炼踝内翻肌（胫后肌）和外翻肌（腓骨长短肌、第三腓骨肌），预防扭伤。

在运动之前热身可以动员肌肉，拉伸关节，不仅可以提高成绩，还能使我们的踝关节周围各肌肉提前处于兴奋激活状态，从而在运动中保护我们的踝关节。所以运动前充分热身也是预防踝关节扭伤非常必要的手段。

除此之外，对于快速跑跳类运动需要维持姿态才能更好预防扭伤，所以要注意强化核心肌力。女性更需要有针对性地加强髋关节外展肌，下肢力量加上核心稳定性。推荐 15 分钟的持续时间，每周 3 次，至少 6 周。

选择一双合脚的鞋也有利于更好地包裹我们的足踝，增加落地的稳定性；如果以前有过扭伤，那么弹力绷带 / 绑带可以有效预防再次扭伤。

2. 如何预防发展为习惯性扭伤

有很多朋友扭伤之后感觉一直恢复不了，甚至发展为习惯性扭伤。避免习惯性扭伤，不仅要在第一次扭伤后就规范治疗，更要注意平时的预防措施，其主要有运动疗法与护具使用等。

运动疗法包括协调和平衡训练，我们常说的神经肌肉训练（主要是本体感觉）也可以归于此类。主要目的在于增强我们自身的主动调整能力和肌肉保护能力，为受过伤的踝关节提供更敏捷、有力的自我保护。研究建议，在严重受伤后 12 个月内即开始训练平衡和协调能力。

此类训练应纳入定期训练活动中，既可以在专业场所，也可以在家中进行。常用的平衡和协调能力 / 本体感觉训练包括平衡球训练，肌力 / 踝关节控制训练（单腿拾物）等。

在运动时佩戴合适的护具（如护踝和弹力绷带 / 绑带）也是预防再次扭伤的有效方法。

3. 快速跑跳类运动踝关节扭伤后的处理

对于快速跑跳类运动急性的踝关节扭伤，初期处理原则同前文"究竟如何处理球类运动中的崴脚"所述，但如果肿痛严重，出现活动障碍甚至畸形，要及时就医，排除骨折。如果肿胀超过 2 周不见消退，也建议就诊运动医学科或康复科，确定是否为韧带损伤，并根据损伤情况选择治疗方法，如康复科行手法松解、冲击波等保守治疗。

如果肿痛等症状持续达半年甚至 1 年以上，保守治疗半年以上无效或出现反复的习惯性扭伤，建议运动医学科就医，必要时可行手术治疗修复韧带。对运动需求高的患者，治疗手段可以更积极一些。

知识扩展

1. 如何维持踝关节的稳定

了解哪些解剖结构与维持踝关节稳定有关，利于我们有针对性地保护踝关节，也利于我们在受伤后第一时间自我判断可能是什么韧带或肌肉损伤。

踝关节的稳定性主要由静态稳定结构及动态稳定结构共同维持。静态稳定结构包括由胫骨、腓骨远端以及下胫腓联合构成的踝穴，关节囊，韧带（包括内侧的三角韧带和外侧的距腓前韧带、跟腓韧带、距腓后韧带）等。动态稳定结构包括内侧的胫后肌，外侧的腓骨长短肌以及第三腓骨肌（部分人缺如）等。

2. 慢性踝关节不稳是怎么发生的，有哪些主要特点

20%～40% 急性扭伤患者因未获得及时正确的处置或损伤本身较严重，发展为慢性踝关节不稳。慢性踝关节不稳包括机械性不稳与功能性不稳。

所谓机械性不稳是指因维持踝关节稳定的骨、韧带、肌肉／肌腱损伤导致其薄弱或松弛，使踝关节在运动时产生超出正常的活动范围，甚至影响活动能力。有这种损伤的患者不仅会出现运动后踝关节周围疼痛，也会对自己的踝关节产生不信任感，甚至出现不敢运动，或遇到不平坦的路面绕道走等现象。

功能性不稳患者韧带损伤或松弛并不明显，主要存在的问题是神经肌肉功能缺陷，包括肌力不足、本体感觉缺失、肌肉激活延迟以及平衡控制能力不足等。患者常伴有伤脚或伤腿感觉运动障碍和神经肌肉缺陷。患者到医院检查，其关节活动不一定超出正常生理

极限，但却存在主观意识上不敢用力或力不从心。

X 误区解读

1. 经常运动的人身体反应和肌力足够好，热身就没那么必要了

我们平常注意协调和平衡训练，增强我们自身的主动调整能力和肌肉保护能力，确实可以为踝关节提供更敏捷有力的自我保护。同时运动前热身能使我们的踝关节周围各肌肉提前处于兴奋状态，在启动及运动中保护我们的踝关节。平时锻炼肌肉、训练协调和平衡与运动前热身是相辅相成的关系，不能替代。

2. 大多数踝关节扭伤都是内翻扭伤，主要损伤外侧韧带，所以预防踝关节扭伤只需要练好外侧的腓骨肌就可以了

虽然外侧腓骨肌具备良好的肌力及反应确实可以预防踝关节内翻扭伤，但在包括快速跑跳的大多数运动中，在整个步态周期内保持踝关节的稳定和可控，才是预防扭伤的重要基础。这就需要外侧的腓骨长短肌与内侧的胫后肌这一对拮抗肌能够协调平衡。所以无论是在日常锻炼或热身中，不仅要关注外侧的腓骨肌，也要关注内侧胫后肌等其他踝关节周围肌肉。

如何骑车不膝痛

小张是一名骑行爱好者，近期出现骑行后膝盖疼痛。遂到医院就诊。医生检查后发现，小张的膝盖疼痛主要是由于骑行姿势不正确和训练过度造成的。在专业教练的指导下，小张学习了正确的骑行姿势。此外，他还调整了骑行计划，每周骑行 3 次，每次不超过 1 小时，并增加了膝盖力量训练。经过几周的调整和训练，小张的膝盖疼痛明显减轻，他又能愉快地骑车了。通过这次经历，小张深刻认识到正确姿势和合理训练的重要性。

小课堂

1. **如何确保正确的骑行姿势**

（1）身体姿势

1）上半身：保持微微前倾，不要过度弯曲或挺直，背部自然伸直。

2）头部：抬起，正视前方，不要低头或仰头。

3）手臂：肘部微弯，自然放松，不要僵硬伸直或过度弯曲。

4）肩膀：放松下沉，不要耸肩。

（2）关节角度

1）髋关节角度：上身坐直时，弯曲 30°～40°。

2）膝关节角度：在蹬踏过程中，膝关节有一定的弯曲和伸展范围，一般在 25°～35°。

（3）车座高度：当脚踏处于最低点时，腿部应接近伸直但仍有轻微弯曲（15°～20°）。这样可以保证在骑行时充分发力，同时减少膝盖的压力。

2. **合理的骑行强度**

初学者应逐渐增加骑行时间和强度，避免一次性过量运动。可以从每次骑行 20 分钟开始，逐步增加到 60 分钟，同时逐渐提高骑行速度。每周进行 2～3 次骑行，每次 30～60 分钟，根据个人体能水平制订骑行计划，确保身体有足够的恢复时间。每次骑行后应进行 5～10 分钟的缓和骑行，让身体逐渐恢复平静，同时进行一些静态拉伸，缓解肌肉紧张。在骑行过程中，适时调整骑行强度和节奏，避免长时间保持高强度骑行。可以采用间歇训练法，例如：5 分钟高强度骑行后，2 分钟低强度恢复，这样不仅可以增强骑行效果，还能减轻膝盖的负担。

知识扩展

1. 骑行前的热身运动

骑行前的热身运动非常重要，有助于提高肌肉温度，增加柔韧性，预防运动损伤。可以进行 5～10 分钟的动态热身，如高抬腿、开合跳等，重点活动大腿和膝关节，为骑行做准备。动态热身不仅可以提高肌肉的温度，还能增强关节的灵活性，减少因突然发力而导致的肌肉拉伤。热身时，可以从上肢开始，逐渐移动到下肢，包括肩部绕圈、手腕和脚踝的旋转、膝盖的屈伸等。热身时还可以加入一些核心训练动作，如平板支撑等，增强核心力量，提高骑行时的稳定性和控制力。核心力量的训练对于保持骑行姿势的正确性和减少背部疲劳也非常重要。

2. 骑行后的拉伸活动

骑行结束后应进行静态拉伸，重点拉伸大腿前后侧和小腿肌肉，有助于缓解肌肉紧张，促进恢复。可以进行腿部的屈伸、侧拉伸等，每个动作保持 20～30 秒，放松全身肌肉。静态拉伸有助于恢复肌肉的长度和弹性，减少肌肉僵硬和酸痛。可以采用坐姿拉伸、站姿拉伸等多种方式，充分活动腿部和腰部的各个肌群，特别是股四头肌、腘绳肌和小腿肌群。拉伸时注意动作的缓慢和控制，避免拉伤。可以通过深呼吸放松身体，让拉伸效果更佳。此外，可以借助泡沫轴进行筋膜放松，帮助释放深层肌肉的紧张，进一步加速恢复。

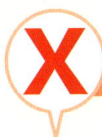

✕ 误区解读

骑行时车座高度无关紧要

车座高度对骑行的舒适度和安全性有重要影响。车座过高或过低都会增加膝盖的负担，正确的高度应使脚踏到最低点时膝盖微弯。正确的座椅高度可以有效减少膝盖压力，防止疼痛和损伤。

如何骑车不腰痛

近年来，越来越多的人喜欢上了骑行这项运动，小李也购买了一辆自行车，加入骑行爱好者的行列。起初小李只是在傍晚时分于家附近骑行，但渐渐地，小李的骑行距离越来越长，不仅探访了市内的骑行热门地点，还会在周末选择骑行去郊区。然而，好景不长，最近几天小李在骑行过程中开始感到腰痛，起初小李还能忍受，坚持完成骑行，但随着时间的推移，腰痛发作的程度和频率都显著增加，严重影响了小李的骑行计划。

💡 **小课堂** •

1. 骑行为什么会腰痛

据报道，高达 60% 的骑行者可能会出现腰痛症状。骑行者腰痛的原因有很多，包括骑行时间、骑行距离以及骑行频率的增加，骑行时腰部过度屈曲导致的肌肉失衡和骶骨峡部压力过大等。此外腰椎间盘突出也可能成为骑行时腰部疼痛的原因之一。

2. 如何避免骑行腰痛的发生

（1）循序渐进地增加骑行量：有研究表明，每周骑行距离超过 160 千米与腰痛的发生存在显著相关。任何运动都应循序渐进地增加运动量，并密切观察身体的反应，切忌突然改变骑行习惯。例如，可以先将骑行次数由每周 1 ~ 2 次逐步增加至每周 2 ~ 3 次，如果骑行期间腰部未出现明显不适，则可考虑逐步延长每次骑行的时间或增加骑行的距离。

（2）进行适当的肌力锻炼：长时间弯腰骑行可导致核心肌肉的激活失衡，进而影响腰部的稳定性，并增加腰部的压力。此外，腹横肌和腰部多裂肌力量下降也可能与骑行者的腰痛有关。因此，建议骑行者适当进行腰腹部肌力训练，以确保在骑行过程中腰部能够维持的正常生物力学功能，从而降低腰痛的发生风险。

🎓 **知识扩展** ///

学会正确调节自行车参数也可以降低骑行者腰痛的发生风险

在购入一辆新的自行车后，最关键的是要根据个人的身体参数对车辆进行相应的调整，以确保自行车能够完美地适配自己的身体。例如，应将车座的高度调整至与自己大腿的大粗隆大致齐平的位置。

骑行过程中，腰部过度屈曲是导致腰痛的一个重要因素。为了预防和缓解腰痛，可通过适当调整车把与车座之间的距离和相互高度、曲柄的长度和车座的倾斜角度等参数，来减小在骑行时腰部的过度屈曲。有研究表明，将车座的角度从水平位置调整到前倾10°~15°，可以有效减小骑行时腰部的屈曲角度，进而达到缓解腰痛的效果。

✕ 误区解读

1. 腰痛影响骑行是我意志品质不好，继续骑行就能克服

这种想法是不正确的。腰痛的出现，实际上表明在骑行过程中腰部承受了超过其生理承受范围的应力，从而引发疼痛。在这种情况下要及时分析出现腰痛的原因，并作出相应的调整，以避免腰痛的再次发生。否则，继续骑行可能会加重腰部负担，导致腰部结构受损，进而发展为慢性伤病。

2. 休息几天后腰痛缓解了，就可以继续骑行了

这种想法也是不正确的。虽然早期的腰痛可通过休息缓解，但这并不意味着腰部的过度压力没有对腰部结构造成潜在影响。还是应分析引起腰痛的原因，并作出相应的改变，如加强肌力训练、调整骑行强度、优化自行车参数设置等，以防止腰痛的复发。反复的腰痛若不引起重视，可能导致腰部出现严重的伤病，这不仅会影响骑行活动，还可能对日常生活造成不便。

如何安全去登山

　　小李和他的朋友们相约进行一次周末登山活动。由于大家都是第一次登山，他们在出发前并没有做足够的准备。小李随意穿了一双运动鞋，没有携带足够的水和食物。登山过程中，天气突然转变，开始下起了小雨，山路变得湿滑且难以行走。结果滑倒扭伤了脚踝。朋友们立刻采取了急救措施，并联系了山下的救援队。在救援队的帮助下，小李被安全送下山。经过这次意外，小李深刻认识到登山准备和装备的重要性。

小课堂

1. 登山前的准备工作

　　路线选择：选择合适的登山路线，应根据个人体能和经验选择难度适中的路线。初学者应避免选择过于陡峭和危险的山路，建议先从低海拔、短距离的路线开始。

　　装备准备：准备充足的登山装备，包括合适的登山鞋、登山杖、防风防雨的衣物、帽子、手套等。登山鞋应选择防滑耐磨、支撑性好的款式，以确保在不同地形上行走的安全性和舒适度。

　　物资携带：携带足够的水和食物，避免脱水和体力不支。每人每天准备 2～3 升水，食物应选择高热量、易携带的种类，如能量棒、坚果、干果等。

　　关注天气：查看天气预报，避免在恶劣天气登山。天气变化对登山的影响很大，暴雨、雷电、大风等极端天气会增加登山的危险，应尽量选择天气晴朗、温度适宜的日子出行。

2. 登山中的安全注意事项

速度和节奏：保持适当的速度和节奏，避免过度劳累。登山时应匀速前进，不急不躁，根据自身情况调整步伐，避免长时间高速攀登。

休息调整：经常休息，保持体力。每行走一段距离应适当休息5~10分钟，补充水分和能量，保持身体的水分和营养。

路况环境：注意路况和环境变化，避免走偏僻小道或危险地带。登山过程中应尽量选择人多、标识清晰的主线路，不冒险进入未知区域。

通信保障：确保手机电量足够和有信号，紧急情况下可以及时求助。可以携带便携式充电器，保持手机电量充足，并告知亲友行程和预定返回时间，保持联系。

知识扩展

1. 应对突发情况的方法

遇到天气突变时，应立即寻找安全地点避险，避免雷电和暴雨的伤害。雷雨天气应远离树木和高地，寻找安全的低洼处或岩洞躲避。暴雨期间应警惕山洪和泥石流的风险，选择地势较高且稳固的避险点。若有队员受伤，应立即进行急救处理，并迅速联系救援队求助。若在登山过程中迷路，应保持冷静，回忆并尝试找到原路线，或者原地等待救援。可以使用手机地图、指南针等工具定位，尽量避免单独行动。迷路时应节约食物和水，保持体力，等待救援队的到来。

2. 登山后的恢复工作

登山结束后应进行全身的放松拉伸，缓解肌肉疲劳。可以进行腿部、背部和肩部的拉伸，每个动作保持 20～30 秒，有助于放松紧张的肌肉。拉伸时注意动作的缓慢和控制，避免拉伤。补充水分和营养，恢复体力，避免剧烈活动，让身体充分休息。登山后应及时补充碳水化合物和蛋白质，以加速肌肉恢复。可以选择喝运动饮料、吃水果和坚果等富含营养的食物。如果感觉身体有不适或疼痛，应及时就医检查，避免拖延。特别是出现关节疼痛、肌肉拉伤等症状时，应尽早进行治疗和康复训练，防止伤情加重。

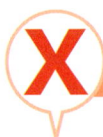

X 误区解读

登山时天气好就不需要携带防雨装备

天气变化无常，即使出发时天气晴朗，也可能在登山过程中遇到突如其来的降雨。携带防雨装备，如防雨夹克、防水背包罩，可以在天气变化时提供保护，避免淋湿和受凉。防雨装备不仅在雨天有用，在大风或气温骤降时也能起到保暖的作用。防雨夹克通常具有良好的防风性能，可以有效阻挡风寒，保持体温稳定。防水背包罩可以保护背包内的物品不被雨水浸湿，保持装备的干燥和安全。携带防雨装备时，应选择轻便、易收纳的款式，避免增加负担。可以选择带有收纳袋的防雨夹克或可折叠的防水背包罩，方便携带和存放。在登山前了解天气预报，合理安排防雨装备的使用，确保在任何天气条件下都能安全登山。

跑步与天气

　　小李是一名热衷于跑步的大学生。这一天，天气预报发布高温红色预警，然而小李却将此视为磨炼意志的好机会。午后，空旷的操场上只见小李独自一个人在田径场上一圈一圈地跑着，不久，小李突感头晕目眩，浑身乏力。这时操场旁的体育老师察觉到了小李的异常状况，迅速判断出小李是中暑了，他赶紧把小李换回了办公室，并将小李的衣服解开以帮助其散热。在喝了一瓶运动饮料后，小李的神志也逐渐恢复了清醒。

小课堂

1. 什么是中暑

　　中暑是指人体在高温高湿环境下，水和电解质大量丢失以及散热功能障碍导致人体核心温度异常升高（正常为 37℃），进而引发的一种以中枢神经系统和心血管功能障碍为主要特征的热损伤性疾病。随着中暑的进一步发展，可能诱发热痉挛（主要表现为肌肉痉挛）、热衰竭，甚至热射病，患者可能出现昏迷并危及生命，最终导致死亡。

2. 与中暑相关的因素

　　中暑的核心因素是人体产热与散热之间的平衡被打破，可能导致中暑的因素包括户外高温、风速低、空气湿度大、海拔高和运动强度高等。适当的液体摄入是维持体温调节的关键，因此在运动过程中要注意及时补水，但不应该仅仅以口渴作为补水的唯一信号。穿着的衣服需要透气性好，并尽量选择浅色衣物，以减少对热辐射的吸收。

3. 中暑的处理

如果出现疲劳、困倦、头痛和口渴等症状，则提示可能出现了早期的中暑迹象。此时应迅速将患者转移到阴凉处并使其平躺，必要时可抬高下肢以促进血液循环。同时，应剪开并移除患者身上过紧或过厚的衣物，利用扇子等物品进行物理降温，并适当给予患者水和含电解质饮料以补充体液。如果患者意识未恢复，或测得的核心体温超过 40℃，应立即联系医疗部门寻求专业帮助。

知识扩展

1. 如何测量核心体温

使用肺动脉导管测量核心体温是目前最准确的方法，但这种测温方式属于有创操作，对技术要求高，因此日常生活中通常不用。其他类似的测温部位包括鼻咽部和喉部，但同样存在操作上的复杂性。口腔、腋下和直肠测温获得的数值均较真正的核心体温略低，并可能受周围环境等多种因素影响，但由于其操作简便，常被用作估计核心体温的简便方法。

2. 除了避免在高温天气跑步，在其他天气跑步还有哪些注意事项

（1）寒冷天气跑步的注意事项：在寒冷天气跑步时要注意维

持核心体温，并在跑步前要确保有充足的能量摄入。跑步前进行充分的热身运动，并选择合适的衣物以维持体温。皮肤温度长期处于0℃或以下极易造成冻伤，此外，尽管天气寒冷仍要注意适当补水。

（2）下雨天气跑步的注意事项：下雨天气一般会导致气温稍低，因此仍然需要考虑如何保证核心体温，穿着合适的衣物，如防水衣物以维持体温。注意选择合适的鞋子，磨损严重的鞋和新鞋在雨天跑步时可能会打滑，进而可能导致扭伤。潮湿环境还会增加乳头、足跟或大腿内侧等部位的摩擦，建议在这些部位涂抹适量的润滑油，以减少水疱的发生。跑步时注意减小步幅，以增加稳定性，从而降低滑倒的风险。

雨天能见度降低，建议跑步时穿颜色醒目的衣服，并尽量在白天跑步，以防止路跑时因对方视线不佳发生交通事故。

（3）大风天气跑步的注意事项：在大风天气跑步时仍需要注意保持核心体温。逆风跑时会遇到较大阻力，这会加速人体的能量消耗；顺风跑步虽较为省力，但要注意控制跑步速度，以免因速度过快而无法及时停下。大风天气还会加速人体水分的流失，所以及时补水同样重要。对于长头发的跑者，建议将头发盘好或用发带固定，以避免头发四散飞舞并打到眼睛。此外，必要时佩戴太阳镜，不仅可防止异物进入眼睛，还能减少大风对眼睛的直接刺激。

风力过大时建议暂停跑步，此时不仅难以控制身体，还可能被大风吹落的杂物砸中，增加安全风险。

运动达人的三餐秘籍
——科学搭配，赋能健康新境界

　　27 岁的小洁听说不吃米面多吃肉可以练出更好的身材，她告别了米饭、面条、饼和面包，拼命吃肉。午饭后小洁和朋友们相约在网球场上，两个半小时的激烈对战后，小洁突然感到一阵眩晕，眼前一黑，便失去了意识。朋友们惊慌失措，立刻将她送到了最近的医院急诊。医生仔细检查后给小洁注射了葡萄糖溶液。没过多久，小洁慢慢醒了。医生告诉她科学的膳食才能保证运动锻炼的安全和效果，因为她长期不吃碳水化合物，同时又进行了长时间的剧烈运动，导致体内血糖过低，从而引发了晕倒。

💡 小课堂

1. 运动健身者日常饮食的基本原则

　　好的健身方法应与良好的饮食习惯相配合，才能达到更好的健身效果。运动健身人群的膳食安排首先可参照《中国居民膳食指南（2022）》，早餐、午餐、晚餐的能量摄入大致比例为 25%～30%、30%～40%、30%～35%，忌暴饮暴食。膳食结构合理搭配，较高含量的碳水化合物、较少的脂肪和适度的蛋白质，碳水化合物、脂肪、蛋白质的能量比例分别占总能量的 50%～65%、20%～30% 和 10%～15%。每人每天应摄入谷类食物 200～300 克；建议多吃富含蛋白质的食物，鱼、禽、蛋、瘦肉等低脂高蛋白食品，每人每天摄入量 120 ~ 200 克；奶类 300 克；蔬菜摄入量应不少于 300 克，可以优先选择深色蔬菜。此外，健身前、中、后应注意补水补液，建议运动饮料为最佳。

2. 空腹运动及注意事项

晨练是否摄入食物可根据个人的习惯来定。如果选择空腹情况下运动，可以选择短时间、强度较低的运动，因为长时间的剧烈运动能量消耗大，体内储存的糖原消耗严重甚至耗竭有可能发生低血糖，出现头晕、乏力、心慌、面色苍白、出冷汗等症状，严重者还可能晕倒，甚至有生命危险。不建议糖代谢异常或者糖尿病人群、长时间低碳水化合物饮食者空腹运动。对于习惯在晨练前进食的运动人群而言，建议进食量不宜太多，食物体积也不宜过大，最好是选择稀、软的食物，例如牛奶、面包、米粥等容易消化的食物，总量不要超过 500 克为宜。

3. 剧烈运动饮食注意事项

剧烈运动应保证饮食中有充足的碳水化合物，可以选择米、面等谷类食物以及白薯、土豆等根茎类食物。并且避免干豆、含粗纤维多的粗杂粮、韭菜等产气和延缓胃排空的食物，饮食应在运动前 1 ~ 2 小时完成，避免由于胃部胀满感影响运动。剧烈运动后的饮食仍应选择高碳水化合物、低脂肪、适量蛋白质和容易消化的食物，促进运动后恢复。

知识扩展

1. 长时间运动需要加餐吗

长时间运动需要加餐。长时间运动可能导致口渴、饥饿、头晕、乏力、腿软、心慌、血压下降、体温升高、脱水等症状。为了确保运动安全，避免这些不良状况，在进行长时间运动时可在运动中或者运动间歇期间适当摄取一些容易消化吸收的液态食物或质地柔软的半流质食物，如新鲜的牛奶、松软的面包、便携的饼干或鲜榨的果汁。这些食物体积小，避免给胃部带来沉重负担，同时让运动者保持呼吸顺畅。值得注意的是，在运动中还可根据出汗情况进行补液。

2. 运动后能立即吃正餐吗

运动后不能立即吃正餐，但可以进食少量易于消化的食物或饮料。运动后要休息30~45分钟，剧烈运动后则要休息1~2小时后再吃正餐。因为在运动后的短时间内，血液仍然比较集中分布于肌肉、皮肤等部位，胃肠道仍然处于相对缺血状态。如果运动后立即进食正餐，势必会造成胃肠道和肌肉争夺血液的局面，不仅会影响到肌肉的运动后恢复过程，还会使肝脏、胰腺等内脏器官在旺盛的运动代谢后又迅速进入到消化分泌状态，无法得到休息，从而引起消化道不适。值得注意的是，长时间剧烈运动消耗了大量的能量，运动人群可根据个人情况进食少量易于消化的食物或饮料来补充体力，如牛奶、香蕉或运动饮料。

多运动就要多吃饭

这是不正确的。吃多少应根据运动锻炼的目的而定。

对于一般健身运动爱好者而言，不必刻意改变自己的食量，以保持膳食能量摄入与能量消耗达到平衡为宜。判断摄食量是否适宜的简单方式是监测体重是否维持在健康体重范围。目前常用的判断健康体重的指标是体重指数（body mass index，BMI），计算方式是体重（千克）除以身高（米）的二次方。我国健康成年人的BMI应在 $18.5 \sim 23.9$ 千克／米^2。

对于以改善食欲为目的的运动健身人群而言，如不爱吃饭的青少年、食欲缺乏的老年人、体弱消瘦希望增重的人，可以适当增加食物摄入量，以增加能量和营养摄入。

对于以减肥控制体重为目的的人群而言，如超重和肥胖者、肥胖相关慢性疾病患者，在运动的同时控制饮食包括适当减少食量来达到维持体重和预防慢性疾病的目的。

马拉松爱好者应如何吃

一个马拉松爱好者，男，每天跑步 $10 \sim 20$ 千米，近期出现跑步后头晕、乏力，第二天头晕乏力有减轻，但不像以前那么精力充沛，多少还有点疲劳感。到医院运动营养门诊就诊，发现白天还爱出虚汗，注意力下降，血红蛋白低于正常值，血肌酸激酶异常升高。营养状况评估显示能量摄入显著不足，膳食蛋白质和铁水平不佳，疑似运动性贫血。经运动减量、加强营养和补充铁剂治疗 1 个月，症状显著改善，3 个月后恢复正常，运动能力有所提高。

小课堂

1. 马拉松运动的特点及参与者的营养需求

前面案例中提到的男性是典型的运动过量且营养不良。马拉松属于耐力性运动项目，机体在单位时间内的能量消耗不大，但总的能量消耗很大。如长跑运动员在运动中单位时间内机体的能量消耗为每秒 0.4 ~ 0.6 千卡，超长距离跑或马拉松为每秒 0.3 千卡。运动中所消耗的能量主要来源于糖和脂肪的有氧氧化，其中部分来自肌糖原的无氧分解。跑 5 ~ 10 千米，肌糖原无氧分解供能占 3% ~ 12.5%、有氧代谢供能占 87.5% ~ 97.0%，而马拉松参与者 75% 的能量供应来源于肌糖原的有氧分解，5% 源于血糖的利用，20% 的能量由脂肪有氧分解提供。

马拉松中将大量消耗机体的糖储备，摄入充足的糖或科学补糖是马拉松参与者膳食应特别关注的问题。马拉松爱好者的膳食，首先应摄入充足的碳水化合物，每天至少应摄入 400 克的主食，同时，应摄取富含蛋白质、铁和维生素的食物，如瘦肉、蛋、奶和豆制品，保证每天 500 克以上的蔬菜和水果，以维持较高的血红蛋白水平和较高的线粒体酶的活性。为了提高运动成绩，必要时可以在参加比赛前使用糖原填充法，使体内肌糖原达到最大储备。此外，膳食中适量的脂肪是必需的（占总能量的 30% ~ 35%），尤其是必需脂肪酸的摄取，通过摄入适量的植物油、鱼油和坚果可以满足需要。

2. 马拉松爱好者的一日三餐

一个体重 70 千克的男性马拉松爱好者，每天应摄入 700 克碳水化合物（10 克 / 千克），食谱可以如下安排。

早餐：牛奶 250 毫升加蔗糖 20 克、面包 200 克、地瓜 200 克、炒土豆丝 100 克、鸡蛋 1 个、植物油 5 克、运动饮料 250 毫升。

午餐：米饭或面条 400 克、牛肉 100 克、黄瓜 200 克、鸡蛋 1 个、蔬菜 150 克、植物油 15 克。

加餐：水果 150 克、运动饮料 250 毫升。

晚餐：馒头 350 克、鱼肉 150 克、蔬菜 250 克、植物油 15 克。

加餐：香蕉 150 克。

知识扩展

马拉松参赛者的营养供给

对于经常参加马拉松比赛的人群（参加半程或全程马拉松比赛者），通常需要持续运动 90 分钟以上，赛前可以采取一些营养策略和措施，如增加糖原储备、赛前补液，有利于防控高强度、长时间运动面临的糖原耗尽、脱水和比赛后期疲劳发生的风险，提高运动成绩。

（1）糖原填充法：在参加比赛前采用糖原负荷法，可以增加肌糖原储备，即在赛前一周内逐渐减少运动量直至赛前一天休息，同时逐渐增加膳食中的碳水化合物占比至总热量的 70% 以上。常用的方法是在赛前 36～48 小时逐渐减少运动的同时增加碳水化合物摄入量 [如 10～12 克 /（千克·天）]，也可以使用 3 天碳水化合物负荷方案，通过更长时间但较低的碳水化合物摄入量 [如 8～10 克 /（千克·天）] 来增加糖原储备。可以根据个人喜好和以往经验选择具体方法。

膳食可以通过选择高能量食物，包括液体碳水化合物和 / 或减少不必要的脂肪或蛋白质量，有助于实现胃肠道舒适的碳水化合物负荷饮食。避免食用生的、带皮的或含籽的蔬菜水果；选择精制的谷物，如面包、大米、面条；避免坚果和豆类。添加泥状或捣碎的水果、蔬菜和无果肉果汁。

（2）赛前补液——水合策略：制订适当的练习策略，确保在比赛开始时处于良好的水合状态。赛前早上检查尿比重。一般建议在运动前 4 小时左右按照 5～7 毫升 / 千克摄入液体；如果尿的颜色暗，在后两小时按照 3～5 毫升 / 千克额外补充液体；如果口渴，建议多补充。可以选择含糖和钠的运动饮料，不仅口感好且有利于更好吸收、保留液体。如果没有胃肠问题，赛前一般可耐受 300～400 毫升的液体。

避免过量饮用液体，否则可能出现胃肠道不适、头痛、运动中想排尿、低钠血症等情况。

（3）赛中补糖补液：根据运动强度，可计划在运动中每小时补糖 30～60 克。可使用凉爽（10～20℃）的含糖运动饮料或凝胶状运动饮料。

（4）预防低钠血症：对于运动时间大于 2.5 小时的比赛，有可能发生低钠血症。低钠血症的主要原因是过多的水分补充，即补液的速率超过了汗液损失的速率。饮用含有氯化钠的饮料（或食物），将有助于补充因汗液而丢失的钠。

滑雪的尽头真的是"骨科"吗

2022 年，第 24 届冬季奥林匹克运动会在北京的成功举办为中国冰雪运动注入了一针强心剂，尤其是滑雪运动，逐渐从小众的、贵族的运动，变成了大众的、亲民的运动。滑雪的种类有很多，比如单板滑雪、双板滑雪，这是从器材上分类；比如高山滑雪、自由式滑雪、越野滑雪，这是从运动内容上分类。不论哪种滑雪项目，都有高速、高落差、高寒、高难度的特点，因此滑雪运动损伤往往比其他运动损伤的程度更为严重。雪友们戏称，滑雪的尽头是"骨科"。但是，事实真的如此吗？

小课堂

1. 哪些人群容易在滑雪时受伤

研究表明，滑雪运动的损伤主要集中在两类人群，一是滑雪"小白"，很多受伤的雪友是第一次滑雪就宣告到达骨科终点。二是滑雪"老炮"，在做高难度动作的时候失误导致严重损伤发生。

2. 常见的损伤部位有哪些

根据项目不同，常见的损伤部位也不同。双板滑雪最容易损伤下肢关节，尤其是膝关节，例如半月板撕裂和前交叉韧带撕裂。由于双板滑雪需要手握雪杖，因此摔倒时手撑地也容易出现拇指的拉伤。而单板滑雪容易损伤上肢关节，尤其是手腕关节和肩关节，常见锁骨骨折、桡骨远端骨折等损伤。

3. 滑雪时应佩戴哪些护具

对于滑雪运动来说，以下的运动护具是必需的：①头盔，头部包含人类最重要的器官和组织，雪上行进时速度较快，一旦发生意外时致使头部遭受撞击，将造成严重后果，对生命安全造成威胁，因此头盔在滑雪运动中必不可少；②雪镜，雪镜可以有效预防雪盲，是保护视力最重要的护具；③背板或护腰，脊柱损伤后果严重，佩戴背板或护腰可以有效减少摔伤导致的脊柱外伤；④护膝，滑雪对膝关节功能的要求非常高，护膝可以提供额外的支撑，分担膝关节的受力，让我们滑完雪不至于上不了楼梯；⑤护臀，单板爱好者肯定对可爱的小乌龟护臀不陌生，经常摔屁股蹲的新手不如让小乌龟护臀保护好你的屁股。

知识扩展

滑雪爱好者应该如何预防运动损伤的发生

（1）必须认识到滑雪运动的危险性和保护自己的重要性：滑雪不是寻常的运动项目，它的运动环境十分特殊，通常天气寒冷、海拔较高，而且滑雪具有高速、高难度的特点。虽然很多人形容滑雪是"白色鸦片"，在雪中驰骋的感觉让人心旷神怡，但是滑雪的最终目的并非肆无忌惮地冲刺，反而是对运动姿态的完全掌控，只有这样我们才能享受滑雪。所以我们必须对滑雪有敬畏之心，明白快乐的同时还存在危险。

（2）必须加强关节的基础功能：不得不承认，滑雪是有门槛的。平时没有运动习惯的老百姓，关节周围肌肉不足，关节位置控制能力不够，如果直接开始滑雪，势必会摔得四仰八叉，大概率就到骨科报到了。所以，在真正开始滑雪之前，我们必须要先加强关节的基础功能。那么哪些关节最需要锻炼呢？一般认为是膝关节和腰椎。对于膝关节，我们可以通过直抬腿、靠墙静蹲、单腿触地浅蹲等动作，加强膝关节周围肌力和关节控制能力。对于腰椎，我们可以通过简单的呼吸训练，激活我们的腹横肌和腰椎深部小肌群。有了坚实的基础再去滑雪，就不会腰酸、腿软、膝痛了。

舞蹈中所谓的"软"是指什么

18岁的小向同学刚刚参加完高考。她想利用暑假的时间开始学习跳舞，于是报了一个舞蹈班。可是在进行舞蹈的基础训练时，她发现她的身体很硬，比如，在做体前屈的时候，她的双手刚能碰到脚踝；在压腿时，她的上半身弯不下去，同时觉得大腿后方的筋特别紧。但是她没有因此感到气馁，而是在老师的指导下努力练功。经过一个假期的刻苦训练，她的身体明显变得柔软了，也掌握了很多舞蹈的动作。

小课堂

1. 舞蹈中所谓的软、硬是指什么

舞蹈中所谓的软和硬通常是由两方面组成，一方面是关节本身的活动范围，另一方面是关节周围的肌肉肌腱和韧带的柔韧性。舞蹈的动作追求优美和舒展，因此往往需要包括髋关节、脊柱和上肢关节的极度活动。关节通常是指骨性的结构，关节的灵活性好，能活动的范围就越大；肌肉肌腱和韧带通常是指软组织结构，其柔韧性越好，就越容易能够达到较大的活动范围。

2. 舞蹈演员的软是天生的吗

舞蹈演员的软很大程度是天生的，但是也与后天的锻炼和努力密不可分。研究表明，在成人中有 4% ~ 13% 的人存在全身关节松弛的情况，也就是这部分人群天生的柔韧性就优于其他人。同时，柔韧性与年龄、性别都有关系，通常女性较男性好、年龄小者较年龄大者好。

当然，要想成为一名舞蹈演员，除了天生柔软外，后天的努力也必不可少，需要经过压、耗、甩、踢、搬等日复一日的练习使髋关节等部位由硬到软，由紧到不紧，从而为舞蹈表演提供更好的肢体表现。一般来说，7 ~ 10 岁是一个开始进行柔韧性练习比较合适的年龄，此时孩子的骨骼尚未发育成熟，肌肉肌腱和韧带的可塑性较好。而成人由于骨骼发育完全、软组织的可塑性减弱，因此在训练柔韧性时需要付出更多努力，但往往也难以达到童子功的效果。

 知识扩展

关节松弛程度的评估方法

关节松弛程度有很多的评价方法，在骨科运动医学领域最常用的是 Beighton 评分法。该方法共包括了 5 项内容，共计 9 分。其中包括：①屈手腕时，拇指可以被动移动到前臂的内侧（能贴到得1 分，贴不到得 0 分，双侧各有 1 分）；②小指（第五掌指关节）可以被动地伸展超过 90°（能达到 90° 1 分，达不到 0 分，双侧各有1 分）；③肘关节过伸超过 10°（左右侧各占 1 分）；④膝关节过伸超过 10°（左右侧各占 1 分）；⑤膝关节伸直状态下，双侧掌根接触地面（能接触到得 1 分）。

得分越高，说明关节的松弛程度越大，也就是更软。现在一般认为，Beighton 评分 ≥ 4 分提示有关节松弛。虽然软的孩子或成人在进行柔韧性练习时可能更有优势，但是过于软则会导致关节的稳定性弱，也就更容易受到一些急、慢性运动损伤的困扰。

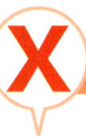 误区解读

舞蹈中的软是没有力量感

通常我们会觉得，舞蹈的美是一种优美的、舒展的美。舞蹈演员具有良好的软度，但是力量感不足。其实，舞蹈不仅仅是一项将身体柔韧伸展表达到极致的美运动，舞蹈演员还需要大量日常的基本功训练，而这就包括了肌力、控制和耐力的训练。舞蹈演员不像一些对抗竞技类运动员具有强大的大肌肉群，但是他们的运动控制

力、爆发力、平衡能力和耐力方面都是很强的。因此，舞蹈是一种将力量与柔韧完美结合、刚柔并济的艺术，给人以美的体验、思考和启迪。

答案：1. B；2. A；3. √

健康知识小擂台

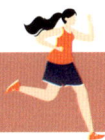

单选题：

1. 骑行时脚踏到最低点时，膝盖应保持（　　）

　　A. 完全伸直状态

　　B. 微弯状态

　　C. 大幅度弯曲状态

　　D. 任意状态

2. 马拉松属于的运动类型是（　　）

　　A. 耐力运动　　　　　　B. 力量运动

　　C. 技巧运动　　　　　　D. 团体运动

判断题：

3. 进行力量训练时应保持均匀的呼吸节奏，避免憋气。

　　（　　）

不同运动项目
注意事项自测题

（答案见上页）

特殊人群以及人在疾病状态时如何运动

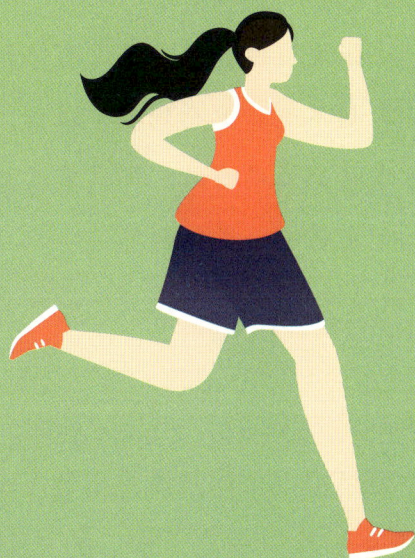

在探索运动与健康的关系时，我们不能忽视特殊人群和患者的需求。运动不仅能增强普通人的体质，对于特殊人群和患者来说，更是提升生活质量和帮助康复的重要手段。然而，他们需要更加谨慎地选择个性化的运动方式，以确保安全并达到最佳的健康效果。本章将深入探讨如何根据个体差异和健康状况，制订合适的运动计划，为特殊人群和患者带来高质量的活力生活。

重度肥胖者怎么动才更健康

小张是一名办公室职员，由于长时间伏案工作，加上不健康的饮食习惯，他的体重逐渐增加，最近体重更是超过100千克大关。他感到衣服越来越紧，这让他非常苦恼。小张决定要减肥，在网上有各种各样的减肥方案，有的说要剧烈运动，有的推荐低碳水化合物饮食，最后他决定尝试流行的7天快速减肥法。几天后，小张发现他的体重并没有像预期的那样迅速下降，反而身体越来越不适。他感到非常沮丧，并且开始怀疑这些网上的减肥方案是否真的有效。那么重度肥胖的减肥者怎么动才更健康呢，下文将一一进行解答。

💡 小课堂 ●

1. 什么是肥胖程度分级

肥胖程度分级主要是根据个体的体重指数（BMI）来划分的，BMI是通过体重（千克）除以身高（米）的二次方来计算的。以下是根据 BMI 进行的肥胖程度分级标准。

正常体重：BMI 18.5 ～ < 24.0 千克 / 米 ^{2}

超重：BMI 24.0 ～ < 28.0 千克 / 米 ^{2}

轻度肥胖症：BMI 28.0 ～ < 32.5 千克 / 米 ^{2}

中度肥胖症：BMI 32.5 ～ < 37.5 千克 / 米 ^{2}

重度肥胖症：BMI 37.5 ～ < 50.0 千克 / 米 ^{2}

国家卫生健康委制定的《肥胖症诊疗指南（2024 年版）》认为 BMI 达到 32.5 千克 / 米 ^{2} 且低于 37.5 千克 / 米 ^{2} 为中度肥胖症，达到 37.5 千克 / 米 ^{2} 且低于 50 千克 / 米 ^{2} 为重度肥胖症，而 BMI 达到或超过 50.0 千克 / 米 ^{2} 为极重度肥胖症。

2. 什么才是有效减肥的重点

有效减肥的关键在于采取健康、可持续的方法，并且持之以恒。以下是一些减肥的重点。

（1）制订合理的目标：设定短期和长期的减肥目标。目标应该是具体、可测量、可实现、操作性强的。

（2）健康饮食：减少高糖、高脂肪和高盐的食物摄入；增加蔬菜、水果、全谷物和优质蛋白质的摄入；控制餐盘的大小，避免过量进食；注意饮食的节奏，细嚼慢咽，避免边吃边做其他事情。

（3）适度运动：每周至少进行 150 分钟的中等强度有氧运动，如快走、游泳或骑自行车；或者，每周至少进行 75 分钟的高强度有氧运动，如跑步或跳绳；力量训练也很重要，每周至少进行两天的肌肉强化活动。

（4）日常生活行为改变：记录食物摄入和运动信息，以便了解和控制热量摄入；改善不良生活习惯，如减少久坐时间，多走路，站立办公等；管理压力，因为压力可能导致过度进食。

（5）充足睡眠：保证每晚 7～9 小时的高质量睡眠。睡眠不足可能会影响代谢和食欲调节激素，从而影响体重。

知识扩展

减肥时，怎么避免身体受伤

减肥时，大家首先想到的就是迈开腿运动，但也会听说身边的朋友减肥后突然腿痛了、脚扭了，减肥时避免受伤的措施主要包括以下几点。

（1）渐进性原则：运动量的增加要循序渐进，避免突然进行高强度的运动。

（2）避免长时间高强度的跑跳运动：对于体重大的人群，下肢关节的负荷相对较重，要尽量避免长时间高强度的跑跳运动，可以尝试骑自行车、游泳等对关节负荷较小的运动。

（3）热身和拉伸：运动前做充分的热身，运动后进行拉伸，以减少拉伤和其他运动损伤。

（4）保证正确的动作：尽可能在专业教练的指导下进行锻炼，确保动作标准，避免因动作不当导致的运动伤害。运动中肌肉感觉酸痛、身体感觉疲劳等均是正常表现，但尽量避免运动中关节和肌肉疼痛。疼痛信号可能提示动作不够规范或者身体存在损伤风险，应该立即停止，并寻求专业的医疗意见。

（5）合适的装备：选择合适的运动鞋和服装，必要时使用护具。

（6）充分休息：确保有足够的休息和睡眠时间，过度训练也会增加受伤的风险。

（7）保持减重速度适度：快速减肥可能会对身体造成伤害，建议的健康减重速度为每周减轻 0.5 ~ 1 千克。

（8）定期进行身体检查：在开始减肥计划前，最好进行全面的身体检查，确保适合进行减肥计划。

减肥过程中是否需要限制水的摄入

现代社会，减肥已成为很多人追求健康和美丽的必经之路。爱美之心人皆有之，35 岁的罗小姐，看着新来的年轻同事身材一个比一个好，还精神饱满。反观自己越来越胖，便下定决心要减肥。总听说胖的人喝水都会长重，罗小姐不仅严格控制餐食，减肥期间更是连水也不敢多喝。可没过多久，不仅体重没减少，反而皮肤特别干燥，满脸上火长痘，还出现了便秘的情况，整个人也没了精神。为了解决这个问题，她去医院门诊就医，医生告知保持充分水分摄入非常重要，最后终于恢复了健康。

💡 **小课堂** ●

减肥过程中适当饮水的作用

在减肥过程中，限制水的摄入可能对身体产生负面影响，长期脱水甚至会危及生命，通常的建议是保持充足的水分摄入，每日水基础摄入量 1 500～2 000 毫升为合适，若运动后还可适当增加水的摄入量。

水分是身体正常运作所必需的物质，参与新陈代谢和脂肪代谢过程。如果水分摄入不足，可能会降低基础代谢率，甚至影响平静状态下身体脂肪燃烧。同时，足够的水可以帮助肾脏更有效地排除废物和代谢产物，维持身体的代谢健康。减肥过程中，身体有时会把口渴误认为饥饿，因此饮水可以帮助减少不必要的食物摄入，有助于控制食欲和减少热量摄入。

适当的水分摄入可以帮助避免体内水分潴留和水肿，这对于体重管理和身体感觉都很重要，虽然饮水对减肥过程有正面影响，但也需要避免过量摄入。总体建议是根据个人的健康状况和活动水平，保持适当的水分摄入量，通常建议每天饮水量为约 8 杯（1 500～2 000 毫升）。

知识扩展

1. 喝水过少的危害

（1）如果饮水量过少，可能会影响到机体代谢物和废物的排出，使新陈代谢速度受到影响。

（2）长时间的体内慢性缺水会引起消化系统紊乱、电解质失衡，患者会出现小便发黄、大便干燥等症状，而且长时间的脱水也会对皮肤造成损害，导致皮肤松弛、粗糙、无光泽，脸部皮肤容易出现细纹，这可能会加重女性衰老的进程。

（3）增加患泌尿系统结石的风险，多喝水可以稀释尿液，冲洗尿道，如果饮水量过少可能会导致成石物质浓度升高，容易增加患尿路结石的风险，比如膀胱结石和肾结石。

（4）增加血栓形成风险，饮水过少可能会导致血液黏稠度升高，不利于血液的流动，容易增加血栓的风险。保证足够饮水量，可以稀释血液，防止心脑血管急症。

2. 喝水过多的危害

平时应当保证充足的水分摄入，有助于促进身体的新陈代谢，但需要注意也不要饮水过多，防止引起水中毒。短时间内大量饮水有可能引起水中毒，主要症状包括头晕、眼花、周身肌肉疼痛，严重的还有可能导致肌肉痉挛昏迷，甚至危及生命。水喝多了却不能够及时排出体外，有可能引起水肿。

如何避免广场舞中的运动损伤

60岁的何老师今年退休后，便迫不及待地开始享受轻松的退休后生活。何老师在工作的时候每天很忙碌，疏于锻炼，为了更好地提升自己的身体素质，她便在每天傍晚和朋友们一起去跳广场舞。开始的一段时间何老师感觉很开心。可是过了一段时间后，她发现自己在跳广场舞的时候不是腰痛，就是腿痛或脚痛，现在就连不跳广场舞的时候也开始痛了。为了解决这个问题，她去医院运动医学科门诊就医，诊断为髌骨软化、胫前肌肉筋膜炎、滑膜炎，经过一段时间的治疗后，她最后终于恢复了健康。

💡 小课堂

1. 广场舞容易引发哪些运动损伤

广场舞近几年在中国非常流行，深受我国中老年人的喜爱。但是，广场舞同样会造成一定的运动损伤。研究结果表明，广场舞所致的运动损伤多为慢性损伤，容易出现损伤的部位包括腰部、膝关节、踝关节、肩部和颈部。损伤类型包括肌肉肌腱拉伤、肌肉筋膜炎、关节劳损等。

2. 怎样预防和减少广场舞中的运动损伤

适当热身和拉伸：在开始广场舞之前进行 5～10 分钟的全身热身活动，包括慢跑、跳绳或其他有氧运动，以增加身体的温度和血液循环。同时，进行肌肉的动态热身，包括对肩关节、背部、腿部和踝关节周围的肌肉进行充分的激活。在广场舞结束后，再进行 5～10 分的静态拉伸，包括对肩关节、膝关节、踝关节和大腿肌肉的拉伸。

选择合适的鞋子和着装：应选择支撑性好且有足部缓冲的运动鞋，避免对足部过度的冲击造成足底筋膜炎等。同时，应穿着合适的运动服，确保服装的舒适度和活动性好，避免穿着过于紧身或过于宽松的衣服。

控制运动强度和时间：跳广场舞应遵循着循序渐进的原则，待身体适应后，再逐步增加运动的强度和时间，避免突然的高强度活动。同时，如果工作繁忙，身体状态不佳，应减量和多休息，避免连续过长时间的运动，否则容易增加运动损伤的风险。

保持适当的体重：体重过轻则可能肌肉量不足，难以承受较高强度的运动；体重过大容易造成关节的压力过大，导致膝关节、踝关节等部位的疼痛。因此，跳广场舞也应当维持健康的体重。

知识扩展

动态拉伸和静态拉伸的区别

动态拉伸和静态拉伸是两种常见的拉伸活动，但是它们的使用场景和目的不同。

动态拉伸是涉及多关节、多平面的主动运动，通过肌肉收缩 - 放松循环激活牵张反射机制，提升肌肉温度和胶原纤维延展性，其核心特征包括不保持固定姿势，而是通过渐进式幅度模拟专项运动动作。

动态拉伸

静态拉伸是通过保持一定的伸展位置以拉伸和放松肌肉。静态拉伸通常是缓慢地将肌肉拉伸到舒适的极限位置，然后保持该姿势，通常维持 30 秒左右。静态拉伸有助于提高肌肉和肌腱的伸展性，减少肌肉的紧张感。它可以帮助提高身体的柔韧性和运动效率，有助于恢复和减少肌肉疲劳。

因此，在运动前，应当使用动态拉伸来激活身体的关节和肌肉；而在运动后，使用静态拉伸来帮助肌肉进行恢复和放松。科学地使用这两种方法可以更好地减少运动所致的急、慢性运动损伤。

得了糖尿病，你需要医生的运动指导

　　小李平时应酬多，活动少，体型还偏胖，结果四十多岁就查出了糖尿病。听说糖尿病控制不好会导致失明甚至肾衰竭，可把小李吓坏了。听了医生的建议，小李坚持按时服用降血糖药，减少应酬，注意饮食，血糖虽然明显改善，但稍微放松饮食控制，比如偶尔吃一顿大餐血糖还是会很高。考虑到小李的超重和血糖水平不平稳，医生建议小李尝试进行运动配合药物治疗，以便更好地控制糖尿病和减轻体重。对于平时不爱运动的小李来说，做什么运动、怎么运动成了难题。医生建议小李咨询运动医学专家，进行科学的评估，制订合理的运动计划来辅助管理血糖。

小课堂

1. 糖尿病的危害

　　糖尿病是由胰岛素分泌不足和 / 或胰岛素作用障碍引起的，以高血糖为特征的代谢性疾病。目前在全球范围内，糖尿病的患病率和发病率急剧攀升。糖尿病患者常合并肥胖、高血压、血脂异常，且患动脉粥样硬化性心脑血管疾病的风险更高。

2. 如何控制血糖

　　在合理使用降血糖药的同时，我们要知道糖尿病是一种与不良生活方式相关的疾病，通过改善生活方式可以治疗糖尿病，逆转糖尿病引起的部分伤害。饮食和运动是生活方式调节中最重要的两个方面，也是对血糖控制最有效的两个调节抓手。

3. 怎样科学运动辅助控糖

规律运动可以增加胰岛素的敏感性，帮助糖尿病患者改善体脂，控制血糖水平，但糖尿病患者进行运动也有一定风险，最严重的是出现运动中或运动后低血糖，严重低血糖如治疗不及时可能会危及生命。同时体重过大会对下肢关节产生很大的压力，再加上运动的负担，很容易造成关节的损伤，因此糖尿病患者进行运动前需要由专业人员评估运动风险，根据患者情况制订个体化的运动计划，以保证运动治疗的有效且安全。评估内容包括但不限于糖尿病及其并发症以及合并疾病的情况、是否有运动习惯、临床运动测试和必要的医学检查，具体由运动医学专家或专科医生来完成。

运动计划

种类	有氧运动	抗阻运动	柔韧性运动
频率	每周 3 ~ 7 天	每周至少 2 天且不连续	23 天 / 周
强度	中等强度至较高强度	中等强度至较高强度	拉伸至感觉紧张或轻度不适
时间	中等至较高强度 150 分 / 周	进行 8 ~ 10 种不同动作的练习，每组 10 ~ 15 次，重复 1 ~ 3 组；可随训练而逐渐增加	静态拉伸 10 ~ 30 秒，每个动作重复 2 ~ 4 次
方式	连续性的、有节奏的、动员大肌群的运动（如步行、骑车、游泳）	器械练习或自由力量练习	静态拉伸、动态拉伸和 / 或本体感神经肌肉易化法拉伸

运动医学专家或专科医生可结合糖尿病患者的运动习惯，配合药物治疗和饮食管理，每 1~3 个月进行运动计划调整。长期坚持下去，患者的代谢状态和身体功能会得到改善，糖尿病也会变得不再难以控制。

糖尿病患者运动注意事项：糖尿病患者出现糖尿病酮症酸中毒等急性并发症、严重的增生型糖尿病视网膜病变等慢性并发症情况时禁忌运动，等病情稳定后再逐步恢复运动。同时，如果患者伴有周围神经病变或已经出现糖尿病足，应在运动时注意采取正确的足部防护措施。糖尿病伴有视网膜病变存在玻璃体积血的风险，应避免进行极速升高血压的运动，如高强度有氧运动及抗阻训练、跳跃、撞击性运动、低头的运动，还注意避免运动发力时屏息。

知识扩展

运动时低血糖的预防

糖尿病患者血糖低于 3.9 毫摩尔 / 升时定义为低血糖，运动时可导致血糖快速下降，使用胰岛素、促胰岛素如磺脲类降血糖药会增加运动时低血糖的风险。由于一些患者低血糖时无明显症状，因此在进行规律运动时应注意调整上述药物剂量，运动前后要注意监测血糖。可在运动前或运动中适度补充碳水化合物，预防低血糖的发生。

✖ 误区解读

散步就能帮助控制血糖水平

很多患有糖尿病的老年人经常会选择用散步来进行运动控糖，但由于散步时速度较慢，并不能达到中等运动强度，因而不会取得很好的代谢获益，同时增加下肢关节劳损的风险。因此需要在散步时通过监测心率等方法调整步速，简单的评估方法为：走路时控制在可以进行对话但不能唱歌，并有微微出汗，这样的强度即达到中等强度运动。

是谁踩了我的拇趾

小王酷爱打篮球，每个周末都要约上三五好友，在球场切磋2个小时。激烈的球赛之后，大家还会在一起吃夜宵喝啤酒，既放松身心，缓解工作的压力，又能增进友情。上个周末，小王还是和往常一样，和好友们打了一场篮球赛，打完第二天早上发现右脚拇趾又红又肿，还痛得没法走路。这可奇怪了，小王不记得打球的时候受伤了呀，于是在群里问大家："是谁踩了我的拇趾？"可是大家都没有印象。因为右脚疼痛难忍，小王随后到医院做检查。检查结果显示脚趾没有损伤，但是他的血尿酸600微摩尔/升，远远超过正常水平。小王右脚拇趾肿痛的元凶找到了，原来他得了痛风性关节炎。经过对症治疗，小王的右脚拇趾很快就不痛了，小王又和他的好朋友们重逢在篮球场上。

1. 什么是痛风性关节炎

　　痛风性关节炎是体内尿酸盐沉积在关节局部包括关节囊、滑膜、软骨等及周围软组织，引起局部红、肿、热、痛的炎性反应和组织破坏的一种疾病，是长期嘌呤代谢障碍、血尿酸增高所致。痛风性关节炎好发于下肢，50%以上发生于第一跖趾关节（拇趾）。正常情况下，经食物摄入和人体自身分解代谢产生的嘌呤，会经肝脏转化为尿酸，随后通过肾脏、肠道排出体外。通常人体内尿酸的产生和排泄保持平衡，但如果尿酸生成过多，或不能从人体正常排出时，就会导致血液中的尿酸大量积聚。当尿酸盐结晶沉积在关节及其周围软组织后，可吸引大量白细胞并引起炎症反应，导致痛风性关节炎。

2. 痛风性关节炎的诱因

　　痛风性关节炎发生前常常有诱发因素，如关节外伤、高嘌呤饮食、大量饮酒、含糖饮料等高糖饮食、服用特定药物以及过度劳累、脱水、受凉等。我们从前面可以看到小王存在诸多诱发痛风性关节炎的因素：一方面打篮球可能引起过度劳累，同时运动中大量出汗加上补水不及时还可能导致脱水；另一方面夜宵摄入高嘌呤食物及大量饮酒。小王肿痛的拇趾也是痛风性关节炎最好发的部位，症状可以说是很典型了。

3. 如何避免痛风发作

　　首先在痛风发作期的治疗主要是控制、缓解急性关节炎，一般是药物治疗为主，可以辅助一些物理治疗。急性期过后是要降低血中尿酸的含量，避免尿酸进一步沉积。通常是使用药物和 / 或生活方式管理的方法。饮食和运动是其中最重要的两个因素，需要患者大量饮水、减少摄入高嘌呤食物、限酒。如果痛风性关节炎非常严重，可能需要手术治疗清除痛风石。

知识扩展

痛风患者如何运动

适当科学运动对于痛风患者是有益的。因为合理的规律运动有助于控制患者体重，减少多余的内脏脂肪，加速血液循环，促进尿酸的代谢。患者在运动前需要进行科学的评估，排除运动风险，制订科学的运动计划。建议患者进行跑步、游泳、太极拳等有氧运动，每周进行 3 ~ 5 次，每次 30 ~ 60 分钟，中等强度较为合适。每周进行 2 ~ 3 次力量训练，增加肌肉量，调节机体代谢能力。避免过度剧烈的运动，例如对抗性的球类运动等。同时运动中应注意适度补水和电解质，防止脱水诱发痛风。需要强调的是，痛风患者在急性关节炎发作期间应注意休息，停止相关运动。

X 误区解读

1. 痛风患者不可以吃任何海鲜

这种说法是不正确的。大家都知道痛风患者要尽量避免高嘌呤饮食，不能进食海鲜、动物内脏、肉汤等高嘌呤食物，但并不是所有海鲜的嘌呤含量都很高，如海蜇、海参等嘌呤含量就很低，螃蟹等嘌呤含量中等，所以痛风患者可以适量食用。

2. 痛风患者可以饮酒

这种说法是不正确的。在日常生活中，大家可能更容易忽视饮酒对痛风的影响。酒精可以抑制尿酸的排泄，从而导致血尿酸升高，诱发痛风性关节炎的发作。在酒类中，因为啤酒相较其他酒富含嘌呤，所以危害会更大。因此痛风患者应该限制饮酒，最好戒酒。

3. 痛风患者可以吃高糖食品

这种说法是不正确的。经常进食高果糖或含有玉米糖浆的饮料或甜食也会影响嘌呤的代谢，升高血尿酸，痛风患者应该严格此类食品的控制摄入量。

存肌肉防跌倒，夕阳生活更美好

一位德高望重的老专家，由于长期伏案工作让他没有时间进行锻炼，因此逐渐感觉体力越来越差。但他一生都非常要强，执拗地不让身边的人帮助，虽然已经步履蹒跚，但仍旧不拄拐杖，不坐轮椅。在一次调研过程中，由于地面崎岖不平，行路不稳的老专家一下子摔倒了，跌倒导致了他肌肉损伤、多发骨折，就此卧床不起。这个事例提醒很多老年人要正确地认识身体功能的下降，并且学会正确应对，及早开始锻炼和储存肌肉是一种有效的预防措施。

💡 **小课堂** ·

1. 什么是肌少症

肌少症又称少肌症，是与年龄增长相关的骨骼肌质量和肌力或躯体功能下降的疾病。肌少症患者常常伴随有跌倒，可导致骨折等不良后果，严重影响生活质量。有一个流传很久的说法是老年人存钱不如存肌肉，其实说的就是预防肌少症的重要性。但是当前很多老年人的日常锻炼仅是长距离散步，这有着很大的局限性。散步，甚至是快步走或者慢跑的确有助于维持心肺功能，对下肢肌肉、平衡状态也有一定的作用，但并不足以让老年人存够一定质量的肌肉，更难以应对突如其来的跌倒等意外风险。

2. 肌少症的危害有哪些

肌肉量的减少会导致老年人日常活动如坐立、行走等变得困难，影响其独立生活能力。生活中体力活动水平的降低，会导致进一步的肌肉萎缩，从而形成恶性循环。此外，肌肉控制力不足会导致跌倒风险增高，老年人骨密度降低，跌倒后发生骨折，需要卧床，长期卧床又会加剧肌肉流失的速度，因此有"最后一跤"的说法。肌少症还会加重其他多种慢性疾病，增加死亡风险。

3. 老年人在家中如何了解自己的肌肉是否缺乏

当前我们有很多方法来对自身的肌肉状态进行初步判断。在这里我们介绍几个简便的评估方法。首先是自我感受，如果您感觉行走速度变慢、抬腿幅度变低，或者手劲变小，那么您就有必要了解一下自身的肌肉状况。可以自测一下小腿围，就测量最粗的部分，如果男性在 34 厘米、女性在 33 厘米以下，就要考虑有下肢肌肉减少的风险。上肢力量可以通过您能不能轻松提起 5 千克左右的重物（比如一桶 5 升的油、一袋 5 千克的米）来初步判断。当然如果有一些测量仪器，那么我们可以更精确地进行判断。

知识扩展

1. 如何诊断肌少症

通过老年人对自身身体状态和症状的描述，结合肌肉质量和数量的检查评估，依据亚洲肌少症工作组对肌少症的诊断标准进行诊断。

（1）上肢肌肉质量：根据亚洲肌少症工作组对肌少症的诊断标准，我们一般可以分别通过肌肉数量和肌肉质量两个方面来给出评估标准。上肢力量可以用握力来进行判断，应用市场上常用的标准握力计就可以。测量准备时受试者取站立位，电子握力计的握距调节钮调至适宜受试者抓握，身体保持直立，两脚自然分开与肩同宽，两臂自然下垂。接到指令后，用最大力紧握上下两个握柄，持续 5 秒以上，记录读数。主力手与非主力手轮流测试 2 次，每次测量间隔 30 秒，记录数据后取平均值。当男性握力 ≥ 28 千克，女性握力 ≥ 18 千克为正常。

（2）下肢肌肉质量：下肢力量的判断包括了步行速度和起坐试验。步速测量时让受试者穿着适宜行走的鞋子，可以用辅助工具（如拐杖、助行器）。接到指令后，以日常步伐从 0 线行走至 6 米线，步速 ≥ 1 米/秒定义为正常。另一项判断方法为 5 次起坐试验。受试者坐于可调节高度的座椅上（根据患者身高进行调整），在保证安全的情况下以最快速度反复由坐位转为站立位，30秒内完成次数越多提示下肢肌力越好，目前的亚洲肌少症工作组的标准为12秒。

（3）肌肉数量：目前多采用专业的仪器进行测量，一般常用的有体成分分析仪和双能X射线吸收法。这些都需要到专业的医疗机构进行。

2. 如何预防肌少症

老年人的锻炼是一个非常系统的过程，在运动之前应当进行全面的身体和运动能力评估，了解老年人的实际运动能力，由专业医生或者康复治疗师共同制订运动计划以达到更好的锻炼目标和减少运动风险。在这里简单介绍一下相关的运动方式。

（1）抗阻运动：肌肉存储需要的是抗阻运动。抗阻运动有利于维持肌肉质量、增强老年人独立生活能力，是锻炼肌肉最常用的方法。一般的训练方法可以通过沙袋、哑铃、弹力带等方式进行，先练大肌肉群，后练小肌肉群，通常建议老年人开始从较高的重复次数和较低的运动强度开始，在锻炼过程中掌握锻炼的技巧。还有一点很重要的是在锻炼之前要做好热身，在训练过程中应保证老年人的安全。

（2）柔韧性锻炼：良好的柔韧性可以预防运动中肌肉拉伤，维持正常步态，提高机体平衡性和速度，有利于维持老年人正常的日常活动，并在预防跌倒中发挥重要作用。老年人可以充分使用社区健身器材，如上肢牵引器、扭腰器、压腿杠、伸背器等，在专业医师或康复师指导下进行柔韧性的锻炼。

（3）有氧运动：老年一般进行的快步走、慢跑或者太极拳、广场舞等活动大多属于有氧运动的范畴。如果能够达到一定的运动强度，也可以起到锻炼心肺功能、增加活动耐量的作用。

人老先老腿，健步走每天多少步合适

李阿姨刚刚退休，终于有了属于自己的时间。她平时体检报告一切正常，身体不输年轻人。为了丰富自己的退休生活，她加入了伙伴们组织的健步走大军，每天至少走 20 000 步，起初一段时间，她不仅是朋友圈排行榜的常客，更让身边的很多同龄人羡慕不已。坚持 1 个月下来，她体重确实减轻了一些，但却逐渐出现了腰酸腿酸的症状，而且不敢下蹲、爬楼梯，甚至有时候夜间也会疼痛。医生通过对她走路的习惯分析，发现可能和她走路的姿态和突然增加的运动强度有关。经过一段时间运动方式的调整，李阿姨的恢复了健康。

小课堂

在所有的运动中，健步走锻炼看似最简单，最安全保险，所以特别适合老年人参与，但是它背后潜在的风险却最容易被忽视，从而影响老年人的健康。

1. 健步走有什么好处

通过走路锻炼，能够增加膝关节的屈伸活动，保持关节的灵活度。关节的功能有赖于软骨的健康，而软骨的营养又有赖于关节液的流动，灵活的关节运动可以让关节液流动起来，和软骨进行充分的营养物质交换，从而有助于关节软骨保持年轻的状态。

2. 是不是走的步数越多，锻炼的效果越好

健步走并非步数越多时间越长，锻炼的效果就越好。人膝关节的正常活动范围在 0°～140°，这个活动范围的情况下，关节软骨才能充分接触带动关节液流动起来。而在走路的锻炼中，膝关节的活动范围是有限的，这会导致局部关节软骨反复受力磨损加重。

健步走的运动量最主要的频率和时长。每次健步走的时间最好控制在 30～40 分钟，如果燃脂减重可以延长到 1 小时。人正常走路时的步频是 80～100 步 / 分，健步走步频稍快，一般在 100～120 步 / 分，也就是大约 6 000 步。

3. 健步走之前要不要做热身

热身无论对有氧还是无氧运动，都非常重要。热身有三个作用：让关节灵活起来；让肌肉韧带舒展起来；让身体热起来，即血液循环和呼吸加快。

（1）关节灵活：运动之前，关节长时间处于某一固定角度没有工作，热身可以让关节提前恢复灵活角度，就像汽车发动机一样，上路之前需要提前打火预热。

（2）肌肉拉伸：运动之前，身体长时间处于一个姿势，有些肌肉一直处于短缩状态，运动中肌肉突然发力或被拉长，容易出现肌肉拉伤或肌腱断裂。我们需要先做拉伸活动让肌肉纤维恢复弹性，变得更柔韧。

（3）让身体热起来：安静状态下，身体处于低耗能状态，心率、呼吸变慢。一旦运动起来耗氧量增加，心肺负担增加，心率、呼吸加快，血压升高，运动损伤和意外发生概率增加。所以在运动

之前要先让呼吸、心率慢慢提升起来，让身体热起来，血液循环加快，携氧能力增加。

知识扩展

1. 健步走时如何摆臂

由于人类双腿直立行走，迈步的时候重心是不稳定的，所以自然动作是需要借助小幅摆臂，平衡身体姿态，稳定重心。健步走时由于步幅、步频都有所增加，应该适当增加摆臂幅度，这既有利于维持平衡，又有利于锻炼上肢，增加肩背和手臂的肌力。规律摆臂会带动胸廓的活动，打开胸腔，提高我们呼吸的效率，也让我们的呼吸更有规律。

2. 健步走如何选择运动鞋和运动袜

健步走虽然运动强度不大，但也不要随意穿着凉鞋、拖鞋或休闲鞋锻炼，最好是专业的用于健步走的运动鞋，对鞋子的具体要求是脚跟稍厚、前掌要软且易弯、足弓有支撑。

最好不要穿一次都没上过脚的新鞋就开始健步走。虽然鞋号对，但可能宽窄高低有不适合的地方，最好是日常生活中穿过几次确实合脚的鞋，再穿出去健步走。

另外，运动袜也很重要。好的运动袜防滑、吸汗、透气，一是可以减少袜子和皮肤、袜子和鞋子之间的滑动和摩擦，避免皮肤破损；二是让汗液不会留在皮肤和袜子之间，避免打滑、摩擦，发生水疱。

哮喘与运动的"爱恨情仇"

小李的身体一直很健康，平时除了闻到异味会打喷嚏之外，几乎没有其他问题。有一天运动后，他莫名其妙地出现胸闷、咳嗽，但休息一段时间后就缓解了，他也就没太在意。几天后，再次剧烈运动时又出现胸闷和咳嗽，这次引起他的警觉。到医院就诊，做了一系列检查后，医生说他得了哮喘，还让他使用吸入激素治疗。他将信将疑，心里嘀咕："我也不喘，怎么会是哮喘呢？哮喘跟运动有什么关系呢？"

小课堂

1. 哮喘是什么

哮喘一般指支气管哮喘，是一种常见的慢性气道炎症性疾病。其实，从名称上我们可以看出，哮喘是一种主要影响支气管的疾病。您可千万不要一看到"炎症"二字，马上联想到抗生素。正所谓此"炎"非彼"炎"，哮喘的气道炎症往往与过敏或免疫反应有关，使用抗生素治疗是无效的。恰恰是因为这恼人的炎症，使得哮喘患者的气道发生痉挛、狭窄、分泌物增多，从而导致患者出现喘息、气短、胸闷和咳嗽等症状。

2. 运动之于哮喘的冰火两重天

哮喘是种慢性疾病，有反复发作性，因此在哮喘的病程中存在两个截然不同的状态，一个是暴风骤雨般的急性发作期，另一个是风和日丽般的稳定期。

急性发作期时，患者会出现较平时明显加重的咳嗽、喘息、气短等，严重者还会出现呼吸衰竭，危及生命。因此，在急性发作期，应该避免剧烈运动。此时运动，无疑会使本就脆弱的呼吸道雪上加霜。

对于慢性疾病，无论是医生还是患者，都有一个共同的愿望：如果尚且无法治愈的话，我们希望它可以保持稳定；如果要加上一个期限的话，我们希望是永远……但是，为什么会出现急性发作呢？往往是因为接触到一些诱发因素，比如花粉、灰尘、烟雾、香水、寒冷的空气等，还有剧烈运动。但是否得了哮喘就被剥夺了剧烈运动的权利呢？事实并非如此。

哮喘的症状特点、严重程度和诱发因素因人而异。同样的运动强度，对有些患者来说，可以诱发哮喘急性发作；而对于另外一些患者，可能没有任何负面影响。因此，运动是否能够诱发哮喘发作，不能一概而论。对于必须进行剧烈运动（比如专业运动员）或非常喜爱高强度运动、运动剧烈时又曾出现过急性发作的哮喘患者，可以通过药物治疗控制气道炎症，从而减轻对刺激的敏感性，提高运动耐受性。

研究证实，适当运动对哮喘患者的症状控制是利大于弊的。适当运动可以改善哮喘患者胸闷、气短、喘息、咳嗽等症状，提高患者的生活质量。但是哮喘患者要注意运动的方式、强度和时间。在哮喘的综合管理方案中，肺康复是其中重要的一环，而运动是肺康复治疗的基石，遵循循序渐进的原则。

知识扩展

哮喘的药物治疗——激素类药物吸入制剂

　　哮喘既然是一种炎症，那么，抗炎治疗就是哮喘治疗的根本。在多种抗炎药中，激素类药物吸入制剂是首选。谈到激素，很多人会因为江湖上流传的各种严重不良反应望而却步。但是，提醒大家，千万不要被"激素猛如虎"这样狭隘的认知捆绑，从而谈激素色变。激素类药物吸入制剂尽管也是激素，但同口服或静脉应用的激素最大的不同在于使用剂量，激素类药物吸入制剂的使用剂量往往只有口服或静脉制剂的十分之一或百分之一，因此，两者的副作用也不能相提并论。此外，激素类药物吸入制剂的给药方式是经口吸入到气道内，直接作用到病变部位——各级支气管黏膜，吸收入血的剂量是很小的，从而发生副作用的概率也低得多。

感冒了还能不能运动

　　这两天突然降温，陆续有人感冒，小王也有点打喷嚏、流鼻涕、嗓子痛，时不时还有点咳嗽，好在没有发热。小王平时有健身的习惯。这天，他又像往常一样来到健身房，准备做些有氧运动和力量训练，可是几个喷嚏过后，他不禁有些犹豫：前段时间，有个同事也感冒了，听说健身后生了场大病，我的症状倒是比他轻，可是，到底感冒了还能不能运动呢？

💡 **小课堂** • • • • • • • • • • • • • • • • • • •

1. 什么是感冒

感冒俗称伤风，大多数由病毒感染所致。往往起病较急，多表现为鼻咽部症状，比如打喷嚏、鼻塞、流清水样鼻涕、咽干痒或咽痛、咳嗽等。多数情况下，症状主要集中在鼻咽局部，严重者也可以有发热、畏寒、头痛等全身不适。一般 5～7 天痊愈。

2. 感冒了还能不能运动

对于症状只局限在鼻咽部，同时程度轻微的人群，可以进行适量的低强度运动，比如慢跑、快走，或少量力量训练等。就像有些专家提出的"脖子法则"（感冒症状主要局限在脖子以上，可以进行适量运动）。若出现畏寒、发热、乏力等全身症状，就应该停止运动，好好休息。因此，无论如何，感冒后都应避免中高强度运动，让身体的免疫系统集中火力对抗病毒感染。

如果感冒尚未痊愈时进行剧烈的体育运动，可能会因削弱人体免疫系统功能而引起病毒感染心肌，导致病毒性心肌炎。如果确诊病毒性心肌炎，则需要完全休息避免运动 3 个月，甚至更长的时间。因此感冒后恢复锻炼，应按照循序渐进的原则进行，从低强度到高强度，逐渐增加，让身体有个适应的过程。

知识扩展

科学运动促进免疫功能

运动对人体免疫系统的影响是十分复杂的，不能用单纯的促进或抑制来描述。随着运动量的增加，免疫功能先是逐渐增强，但是到达一定强度后，随着运动量的继续增加，免疫功能不升反降，逐渐下降的免疫系统能力会增加感染的风险。因此运动量过大的话，也会更加容易感冒、过敏，甚至导致严重的免疫系统紊乱。这就需要我们进行科学合理的运动，正确评估运动量，才能将运动促进免疫功能的效果发挥到最大。

除了感冒外，一些特殊病原体的感染也会导致和感冒相似的症状。例如秋冬季常见的流行性感冒（简称"流感"），流感一般是由各型流感病毒引起的呼吸道疾病，典型症状包括突然发热、肌痛、头痛、鼻塞、咽痛和咳嗽。严重并发症虽然在健康儿童和成人中罕见，但可能出现肺炎、脑炎、呼吸衰竭、多器官衰竭等，情况严重者，甚至危及生命。由于流感患者全身症状重，且更易发生严重并发症，所以当患者无发热且症状得到很好控制后，才可以逐渐恢复运动。

普通感冒和流行性感冒的区别

	普通感冒	流行性感冒
感染病原体	鼻病毒、腺病毒等	流感病毒
临床表现	流涕、打喷嚏、咽痛等鼻咽部症状突出	乏力、发热、肌肉酸痛等全身症状明显

	普通感冒	流行性感冒
发热程度	不发热或中低热	高热,可达 39 ~ 40℃,可伴寒战
传染性	较弱	较强,丙类传染病
并发症	相对少见,程度轻微	肺炎、心肌炎、脑炎等

新冠病毒感染后患者可从无症状或仅有轻度上呼吸道感染,到严重的急性呼吸窘迫综合征(ARDS)和死亡,相较于普通感冒和流感,更容易累及心肺系统。因此在感染新冠病毒后运动需要尤其谨慎,无症状或轻症患者需要 1~2 周的休息时间,如果是重症患者则需要在医务监督下进行运动。所有患者在恢复运动过程中,需要在 1~2 周逐渐增加运动强度,避免过度疲劳,同时随时评估心肺功能。像很多其他病毒感染一样,感染新冠病毒后,也有继发心肌炎的可能,必要时需要完善心脏相关检查,如血清心肌酶、心电图、超声心动图、磁共振成像等。如果发现心肌炎,则需要停止运动训练 3 个月以上。无心肌炎并发症的患者也需要在症状消失后逐渐恢复运动,切忌快速增加运动量,否则可能会出现症状的反复,还可能会出现活动耐力的下降,影响长期的运动能力。

当运动遇上月经

甜甜是一名女研究生,由于学业压力大、缺乏运动,体重逐渐增加了 10 千克,继而出现月经失调(2~3 个月才来 1 次月经）和痛经症状。来医院就诊时，医生建议她规律作息、适量运动、控制体重，于是甜甜在小区健身房报名了健身课程。这几天教练和她说经期运动可以事半功倍达到减肥效果，建议她去上经期瘦身课。甜甜一直认为经期不能运动，非常困惑，于是来医院复查时，特意咨询了医生。

小课堂

1. 月经期是否可以运动

月经期可以适量运动，无须停练。实际上，经期合理运动，好处多多。有氧运动可以刺激内啡肽释放，对非特异性疼痛起镇痛作用，也就是作为天然镇痛药治疗痛经、头痛，改善情绪、疲惫状态。此外，运动能促进经血排出，缓解经期不适感；同时促进胃肠蠕动，减轻腹胀等消化道症状。

2. 月经期应该怎样运动

月经期虽然无须停练，但也不要加练。避免剧烈运动、增加腹压的运动、冲撞性运动，比如各类体育比赛、深蹲、波比跳等。单次运动时间最好不要超过 60 分钟，宜选择中等、低强度运动，量力而行，一旦感觉疲劳，及时调整。

3. 月经期推荐哪些运动

散步：世界卫生组织于 1992 年提出，最好的运动是步行，大量研究提示了散步对健康的诸多益处。结合来自《国际环境健康研究杂志》的"公园 20 分钟效应"，经期去公园散步无疑是有效、安全的选择，能够降低体内压力激素水平。

中等强度有氧运动：慢跑、骑自行车、简单的舞蹈等都是不错的选择，在经期前 3 天最好比平时的运动强度低一些。

轻度力量练习：如果你平时习惯去健身房做力量练习，经期可以适当减轻重量继续训练。

中国传统运动：太极拳、八段锦等健身方式动作平缓、柔中带刚，具有独特的健身养生效果，安全性好。

牵拉练习：瑜伽也是不错的选择，但要注意避免增加腹压的动作。

知识扩展

1. 如何判定运动强度

我们可以通过运动时的心率监测进行运动强度的监控。

2. 月经期运动注意事项

运动期间注意补充水分，同时月经期多饮水也可以减轻痛经。月经期运动要特别注意卫生，血液是天然培养基，这个特殊时期容易感染，运动后要及时更换卫生巾，避免游泳、潜水等水上运动。

3. 月经失调患者的运动计划

甜甜在医院复诊时确诊了多囊卵巢综合征（一种多病因、临床表现呈多态性的内分泌综合征，是导致女性月经失调的原因之一），医生建议甜甜改变生活方式，管理饮食、运动，给甜甜制订了运动计划。甜甜身高 160 厘米，体重 58 千克，属于正常体重的多囊卵巢综合征患者，医生建议她每周至少进行 150 分钟的中等强度运动。运动可以改善糖代谢、减轻胰岛素抵抗，降低雄激素水平，治疗月经失调，同时还可以改善痛经症状。

月经失调、痛经的病因有很多，合理运动能够改善大部分情况。对于没有月经失调或痛经的女性朋友，适量运动同样有助于促进女性内分泌健康。

误区解读

月经期运动可以达到事半功倍的减肥效果

这种说法是错误的。虽然月经期身体基础代谢率稍有升高，但所谓月经期减肥法没有关注到经期反应能力、肌力、全身抵抗力均有轻度下降，在这个时期女性朋友大量运动以达到减肥的目的，这个做法是错误的。而且月经期剧烈运动、节食对身心健康不利。减肥还是应该循序渐进，建立长期计划。

写给新手妈妈的孕期及产后运动指南

茉莉非常喜欢运动，多次参加半程马拉松比赛。她最近怀孕了，第一次怀孕心情激动、紧张，同时很困扰，因为家里长辈说孕期不能运动，但是不运动她感觉整个人状态都非常不好。来产科做检查时，她特别向医生提出了自己的疑问，孕期到底能不能运动，应该怎样运动？医生仔细看了茉莉的产检报告，结合她的实际情况，给出了肯定的回答，可以适度运动，这无疑给了茉莉一颗定心丸。开始运动之后，茉莉觉得全身变得更加轻松，心情也舒畅了。

小课堂

1. 孕期能运动吗

当然！孕期是可以运动的，风险较低，而且对母儿有诸多益处。各个国家、地区有关孕期运动的指南对于孕期运动建议略有不同，总的来说，每周 150 分钟中等强度运动是合理的。我国《妊娠期运动专家共识（草案）》推荐孕期每周 5 天、每次持续 30 分钟的中等强度运动。注意制订个体化的运动方案，孕前无运动习惯的孕妇，怀孕后运动应从低强度开始，循序渐进。合理的孕期运动将显著降低妊娠糖尿病、妊娠高血压等妊娠并发症的发生风险，缓解腰背疼痛和便秘，促进孕期体重合理增长，妊娠期获益增加。

2. 孕期应该怎样运动

孕期运动要求频率、强度、时间和类型都是合适的。推荐如散步、游泳、慢跑、骑自行车等中等强度有氧运动，或瑜伽等牵拉练习，这些运动不仅可以锻炼心肺功能，同时对分娩有帮助。

尽量避免有身体接触、增加摔倒风险的运动，如羽毛球、网球、篮球、滑雪、滑冰、潜水等。妊娠 20 周后仰卧位时，子宫压迫下腔静脉导致静脉回流减少，从而发生低血压，故运动时应避免长期仰卧位。运动过程中应注意补充水分，穿宽松舒适的衣服，同时避免在高温和高湿度环境中运动。

知识扩展

1. 产后运动建议

产后是建立健康生活方式的好时机，对维持终身健康生活习惯很重要。产后保持运动有助于体重回到孕前，减少产后抑郁的发生，并且规律的有氧运动可改善哺乳期妈妈的心血管健康，并且不影响泌乳量、乳汁成分及婴儿生长。产后运动应注意循序渐进，避免过度疲劳。推荐的运动形式包括散步、骑自行车、瑜伽、八段锦等。

盆底运动可在产后尽早进行，盆底肌锻炼（又称凯格尔运动）是指产妇有意识地对盆底肌肉群进行自主性收缩锻炼，从而加强盆底支持力，加速产后康复。具体方案可以采用持续收缩盆底肌不少于 3 秒，松弛休息 2～6 秒，连续 15～30 分钟，每天 3 次，持续 3 个月以上。

2. 哪些孕妇不宜孕期运动

患有以下疾病的孕妇孕期不宜运动：严重心脏或呼吸系统疾病，重度子痫前期/子痫，未控制的高血压、甲状腺疾病、1 型糖尿病，子宫颈功能不全，持续阴道出血，先兆早产，前置胎盘，胎膜早破，重度贫血，胎儿生长受限，多胎妊娠（三胎及以上）等。

✗ 误区解读

坐月子不能运动

这种说法是错误的。产后应尽早适当运动，有利于体力恢复、排尿及排便，避免或减少静脉血栓栓塞的发生，使骨盆底及腹肌张力恢复，运动量应循序渐进。顺产产妇在产后 1 天就可以开始运动；剖宫产产妇术后要尽早下床活动，术后 7～10 天恢复良好即可开始运动。最开始可以做产后基础呼吸训练、盆底肌锻炼等运动，而后可以增加产后健身操等运动。腹部肌肉锻炼已被证明可以降低腹直肌分离的发生率。

心肌梗死之后还能运动吗

70 岁的王大爷 1 个月前在家里出现了严重的胸痛，到医院以后诊断了急性心肌梗死，好在就诊及时，医生为他疏通了心脏的血管 - 冠状动脉，并植入一个支架，但他也住院了一周，出院后他自觉恢复不错，但这几天却遇到了难题，他的老伴和儿子因为他之后是否可以运动的问题起了争执。

老伴说：你的心脏都坏了，怎么还能运动呢？得好好养着！

儿子说：生命在于运动，怎么能不运动呢？想怎么运动就怎么运动！

王大爷该听谁的呢？

小课堂

1. 得了心肌梗死以后就不能运动了吗

坏死的心肌细胞会逐渐变成瘢痕，就如同在心脏上结了一个疤，但是其他心肌细胞仍然还在工作，因此，认为心肌梗死后不能进行运动的说法是不正确的。实际上，心肌梗死以后进行合适的运动不仅不会对身体造成损害，还有很多益处。

适当的运动可以在以下方面帮助心肌梗死患者。

（1）减少长期卧床的不利影响（如肌肉萎缩、下肢血栓形成等），改善心肌供血，提高心脏的储备能力。

（2）提高运动能力，改善患者的生活质量。

（3）改善患者的身心状态，对生活和机体康复的信心明显增强，可显著改善患者对自身生活质量的感觉。

（4）控制冠心病相关的危险因素，比如高血压、高血糖、高血脂、肥胖等等，延缓冠心病的发展进程。

2. 心肌梗死患者应该怎么运动呢

心肌梗死患者适当地运动才是有益的。患者应在出院后适当时间，如在心肌梗死发生后的 8～12 周开始恢复运动。日常生活的一些活动如散步、技巧性的休闲运动（如台球、乒乓球）等对绝大多数患者都是适合的。但如果想通过运动提高身体素质，达到提高心肺耐力的运动往往需要系统规划并且有一定运动强度，对于心肌梗死合并心力衰竭、心律失常、仍有间断心绞痛发作或身体非常虚弱等危险程度较高的心肌梗死患者仍存在一定危险，因而建议这样的患者应由专业的医务人员评估和指导，并在心电监护下进行锻炼，评估后医务人员会为患者定制适合患者的运动计划。

对于心肌梗死恢复良好、病情稳定的患者，经医生评估后可以开始进行运动，通常推荐以下运动计划。

（1）运动的方式：推荐以有氧运动为主，比如步行、骑自行车、游泳等，患者可以根据自己的爱好选择合适的能长期坚持的运动方式，同时辅助以一定量的抗阻训练、柔韧性训练。

（2）运动的强度：对于有氧运动，建议中等运动强度，在运动中达到轻微用力的状态，简单评估的方法是应在运动中达到可正常交谈但不能唱歌的强度。如果想准确确定，需要心脏运动康复医生根据患者心肺运动试验的结果来确定，通常会以目标心率（即运动中需要达到的心率范围）来确定；患者可以选择自数脉搏或者使用电子设备（心率表或者心率带）监测运动中的心率。抗阻和柔韧性运动建议也以中等强度进行，达到肌肉微微酸痛的水平。

（3）运动的时间：遵循循序渐进的方式，没有运动习惯的患者可以从每次 5～10 分钟开始，有运动习惯的患者可以每次持续运动 20～30 分钟，逐渐增加至 30～60 分钟。

（4）运动的频率：有氧运动和柔韧性训练每日都有运动最佳，每周有 3～5 次的运动。抗阻训练可以每周 2～3 次。

知识扩展

1. 什么是心肌梗死

我们的心脏就像汽车的发动机一样给全身的各个器官输送氧气，但心脏本身也是需要氧气的。给心脏供氧的血管就叫冠状动脉，当某一支冠状动脉发生堵塞问题以后，它供氧的部分心肌细胞就会出现坏死，这就比如灌溉稻田的河流堵塞以后，禾苗就会干枯了一样。

2. 有心肌梗死病史人群运动有哪些注意事项

（1）运动前要有 5 ~ 10 分钟热身运动，运动后不要突然停止运动，要逐渐停止，有 5 ~ 10 分钟的放松运动。

（2）运动时间：选择在下午为宜，餐前、餐后 2 小时为宜。穿着宽松、舒适、透气性好、吸水性好的衣服。

（3）运动前后不宜大量饮水，避免增加心脏和胃的负担。

（4）运动后不要立即热水洗澡，以防血管扩张，出现头晕、恶心，运动停止后先用毛巾擦干汗水，有助于消除疲劳或防止感冒，休息 15 分钟后洗澡。

（5）运动计划并非一成不变，需要定期调整。

X 误区解读

1. 运动时支架会移位脱落

剧烈运动时心脏支架通常不会移位或脱落。心脏支架在植入过程中经过充分扩张，植入后会与血管内壁紧密结合，随着时间的推移，血管内壁的细胞会逐渐覆盖支架，使其与血管牢固融合。即使在剧烈活动、体位突然变化或剧烈咳嗽等情况下，支架通常也不会移位。支架的材料和设计使其在体内非常稳定，因此患者不需要过度担心日常活动或运动会导致支架问题。

2. **冠心病患者长期服用抗血小板药物，有一定的出血风险，完全不能运动**

冠心病患者服用抗血小板药物，确实存在磕碰后容易出血的风险，尤其是有些患者因心房颤动（简称"房颤"）或者下肢静脉血栓还同时服用抗凝血药的时候。但这类患者仍然是可以运动的。一些容易导致磕碰或受伤的运动是不建议的。以下是一些不建议选择的运动类型。

接触性运动：如足球、篮球、橄榄球、冰球等，这些运动涉及身体对抗和碰撞，容易导致皮肤破损和出血。

高冲击运动：如跳跃、蹦床、高山滑雪等，这些运动可能导致患者摔倒或碰撞，增加出血风险。

重物举升：虽然举重可以增强肌力，但过重的负荷可能导致肌肉拉伤或关节损伤，增加出血风险。

科学运动，平稳降血压

50岁的王师傅体检发现了高血压，血压160/92毫米汞柱，但是没有什么不适的感觉，就诊后医生诊断他为2级原发性高血压，建议长期服用抗高血压药，但王师傅担心吃药的副作用，无法接受长期服药，想通过运动锻炼来控制血压。他这样决定对吗？

💡 **小课堂** ·

1. 规律运动能替代药物治疗吗

运动会给高血压的人群带来很多益处，规律的运动可以扩张外周血管，降低交感神经兴奋性，有一定程度的降血压作用，通常可以降低收缩压 4 ~ 6 毫米汞柱，舒张压 2 ~ 3 毫米汞柱。运动还可以调节情绪和睡眠，有助于保持血压的平稳，同时可以减轻体重，调节脂质代谢紊乱及胰岛素敏感性，延缓动脉硬化的进展。

虽然运动有益，但血压未有效控制的患者或者合并冠心病、脑梗死、心力衰竭，或者合并较多冠心病危险因素如高龄、吸烟、高脂血症、糖尿病的患者建议请医生评估后再进行运动指导更安全。

通常对于 1 级高血压患者（最高血压低于 150/90 毫米汞柱）的患者可以在监测血压情况下进行 1 ~ 2 月的生活方式改善，但不仅指规律运动，还包括限盐、调整作息、减重、避免情绪紧张等。如果经过生活方式改善血压不能达标，仍需要联合药物治疗。2 级高血压以上（最高血压高于 150/90 毫米汞柱）患者通常起始就需要生活方式改善联合药物治疗。

2. 血压达标的高血压患者应该如何锻炼

静息血压达标的单纯高血压患者进行中等或者低强度运动如散步、快走、慢跑等是不需要进行医学评估的，但如果想进行高强度或者极限运动还应进行医学评估；高血压患者如果合并有冠心病、脑梗死、心力衰竭或者比较多的冠心病危险因素如吸烟、高脂血症、糖尿病、慢性肾病等，进行运动规划应提前进行医学评估和指导。

高血压患者进行运动锻炼时，需要谨慎并遵循一些基本的指导原则，以确保安全和效果。以下是一些适合高血压患者的运动建议。

（1）运动类型

1）有氧运动：如快走、慢跑、游泳、骑自行车等，有助于提高心肺功能，降低血压。

2）力量训练：如使用哑铃、杠铃或健身器械进行的抗阻力训练，可以增强肌力和耐力。

（2）运动强度：运动强度应保持在中等水平，可以通过心率监测来控制。如进行过运动测试遵照测评后建议心率范围，如未进行运动测评，可遵照运动中心率增加约 20 次 / 分，能交谈但不能唱歌；自我感觉轻微劳累但第二天能完全恢复、不影响学习生活为宜。

（3）运动频率及时间：每周 3～5 次运动，达到总时长 150 分钟以上的中等强度有氧运动。

知识扩展

1. 运动时血压会如何变化

在运动过程中，血压会发生变化，通常表现为血压的暂时升高。

（1）收缩压升高：运动时，心脏需要泵出更多的血液以满足身体对氧气和营养的需求，因此收缩压会升高。尤其是在某些抗阻运动中（如举重等）血压会急剧升高。因而高血压控制不良的患者运动中有一定的风险。

（2）舒张压变化不大：舒张压在轻度至中度运动中通常变化不大，但在高强度运动中可能会略有升高。

（3）血压反应个体差异：不同个体对运动的血压反应可能不同。一些人在运动时血压升高较多，而另一些人则升高较少。这种差异可能与个人的健康状况、运动习惯、遗传因素等有关。

（4）运动后血压下降：运动结束后，随着身体逐渐恢复到静息状态，血压会逐渐恢复至静息水平，且运动后的数小时血压还会有所下降。对于高血压患者来说，规律的运动可以帮助长期降低血压。

2. 高血压患者运动有哪些注意事项

（1）每次运动锻炼前要进行充分的热身，运动后不要马上停止活动，适当进行整理活动，避免运动损伤和停止运动后的血压骤降。

（2）运动前后注意监测血压。

（3）抗阻运动中保持正常呼吸，避免用力时屏气引起血压显著升高。

（4）运动中如果出现头晕、步行不稳、心悸、胸痛或者呼吸困难的情况，都需要停止运动，采取坐位或者卧位休息，最好能测定血压、心率，症状缓解后建议就诊评估后再运动锻炼，严重者建议呼叫 120。

（5）运动计划还需要定期调整，根据自身条件和运动后反应取得进阶时间，循序渐进。可以通过延长时间，增加运动强度和频率实现。

孩子是扁平足，该怎么办

　　小明今年12岁了，从小就不情愿走路，稍一走多就说脚痛、累。随着渐渐长大，他出现了走路"内八字"的情况，还经常扭伤脚踝，导致脚踝肿胀。小明的家长刚开始以为是小明懒惰、不爱运动，后来发现小明的足底和别的小朋友不一样，足弓特别低。为此，小明的家长带着小明到医院就诊。医生经过详细的检查后，确诊小明患有扁平足，经过干预性治疗后小明终于恢复了正常步态，运动起来也不再说脚痛、累了，人也自信、阳光起来。

小课堂

1. 什么是"扁平足"

　　平足症（又称"扁平足"）是儿童最为常见的足踝疾病，以足弓降低或消失为特征，站立负重时出现足内侧弓塌陷、足部扁平、跟骨外翻等畸形，同时伴有行走时足踝部疼痛、易疲劳、肿胀等症状。

2. 如何判断孩子到底有没有扁平足呢

　　在日常生活中，家长可以通过一些小测验，尽早发现孩子是否有扁平足。第一种方法是用水弄湿足底后，双足一起踩在地板或白纸上，观察足印形态，如果足底内侧足弓弧度小，站立时整个足底板几乎贴着地面，则提示扁平足。第二种方法是让孩子光脚踩在表面平整的地面上，身体站直摆正，目视前方，从后方观察孩子足跟是否外翻，从侧面观察足弓是否存在，如出现足跟外翻和足弓消失则提示扁平足。第三种方法是一种简单的鞋底观察法，鞋跟处内侧磨损严重往往表明跟骨外翻，也提示扁平足。

知识扩展

1. 什么原因导致扁平足呢

第一是遗传因素，包括足底骨骼及其肌肉的异常情况、跟腱过于短小、先天性骨骼发育异常等都会导致扁平足的发生。第二是足底肌力薄弱，例如学步儿童的足弓尚未发育，在刚学走路时，用来做支撑的足底肌力较为薄弱，身体的快速成长及体重的增加容易导致足弓不能承重而下降或塌陷，引起扁平足。第三是肥胖及缺乏运动导致体重增加，加大足弓负荷，从而慢慢形成扁平足。第四是鞋子的类型、样式和材料等选择不当导致孩子走路姿势出现偏差，进而出现扁平足。

2. 如何预防扁平足呢

第一，需要定期筛查，早期发现各种先天性或后天性足部问题，尽早预防和干预，对孩子们的足弓发育非常重要。第二，缓解和预防扁平足症状，例如使用定制足垫支撑足弓，分散足底压力，减少足底疼痛部位的负荷；也需要在日常行走选择大小松紧合适、软硬适中、后跟有一定硬度的鞋子，以减少足弓压力，有利于足弓高度的维持；在跑步时选择鞋底较软和保护儿童足踝的鞋，减少足弓所承受负荷并避免足部损伤。第三，积极控制体重，儿童的足弓比较脆弱，容易变形，如果体重超标很容易使足弓塌陷，导致扁平足；因此，建议孩子健康饮食、合理运动，让体重保持在健康范围内。第四，增强足底和下肢肌力、稳定性是扁平足患者功能恢复锻炼的重点，达到给足弓减压的目的。

✕ 误区解读

1. 扁平足都需要干预治疗

绝大多数的儿童扁平足是生理性扁平足，如果孩子没有任何足部的不适症状，并不需要进行治疗，随着孩子的生长发育，足弓会慢慢发育并形成；大约 1% 的儿童扁平足是病理性扁平足，病理性扁平足在负重后、行走后会出现疼痛症状，需要进行干预治疗，治疗方式主要包括距下关节制动术和跟骨截骨延长术。

2. 扁平足的治疗是越早越好

孩子年龄比较小的时候可以不做扁平足矫正，因为身体正处于发育的阶段，过早做扁平足矫正有可能会影响到发育。10 ~ 15 岁是做扁平足矫正的最佳年龄，及时进行矫正，可以减少对身体的伤害，矫正的速度也比较快。矫正后，孩子需定期到医疗机构复查，观察恢复的情况，同时还需要定期调整矫正器，让扁平足尽快得到改善。

肿瘤患者恢复期该如何运动

小张是一位年轻的乳腺癌患者，经过包括手术、化疗和放疗等一系列的治疗后，她已经完成了全部治疗。然而，面对即将到来的康复期，小张感到有些迷茫和不知所措。她手臂的肿胀、沉重感以及手术区域及附近的疼痛感，影响了她的活动能力。她不知道如何开始康复训练，对于如何调整心态、应对身体上可能留下的后遗症，也没有任何头绪。小张感到焦虑和不安，她害怕自己无法顺利康复，自己未来的生活受到影响。

小课堂

1. 肿瘤患者在恢复期间可以运动吗

肿瘤患者在恢复期间确实可以并且应该考虑进行适当的运动。运动不仅可以帮助改善患者的身体状况，还能提升心理状态，有助于整体康复过程。运动可以促进新陈代谢，提高机体免疫功能，改善心情和调节情绪，减轻治疗带来的副作用，如疲劳和焦虑等。

2. 怎样调整呼吸使呼吸更有效

找到舒适的姿势：可以选择平躺或坐姿，重要的是要确保身体放松。当您不习惯腹式呼吸时，可以尝试坐位骨盆相对后倾的姿势，更容易进行腹式呼吸。

观察自然呼吸：开始前先感受几分钟的自然呼吸。

缓慢、深长的呼吸：通过鼻子吸气，腹部随着空气的吸入而膨胀，数到四。接着屏住呼吸数到七，然后通过嘴巴缓慢地将气息呼出，数到八。

知识扩展

肿瘤患者恢复期如果还存在肢体功能障碍该怎样开始运动

肿瘤患者恢复期的肢体功能障碍非常常见，如乳腺癌术后肩关节活动受限是常见的并发症，这可能是由于手术创伤、局部瘢痕组织形成或放射治疗后的影响。及时和适当的康复训练对于恢复肩关节的活动范围至关重要。以下是一些乳腺癌术后改善肩关节功能的活动建议，但请注意，在开始任何训练程序之前，应咨询医生或康复治疗师，以确保训练计划适合你的具体情况。

（1）早期活动：遵循物理治疗师的指导，在术后尽早开始进行肩关节的被动活动，这有助于防止关节僵硬和肌肉萎缩。

（2）渐进性训练：逐渐增加活动量，从被动活动到主动活动，直至达到全范围的活动。

（3）康复治疗师指导：在专业康复治疗师的指导下进行肩关节的康复训练，康复治疗师会根据您的具体情况制订个性化的训练计划。

（4）理疗：如有需要，可以进行理疗，包括电刺激、超声波等疗法，帮助缓解肌肉紧张、促进血液循环。

（5）居家康复：可以进行一些简单的家居训练，如肩关节的活动度练习等，并增强肩部肌力和灵活性。

（6）避免过度使用：在康复初期，应避免提举重物，以防肩关节再次受伤。

选对座椅，缓解久坐的压力

小李是一名办公室职员，因长期不良坐姿引发颈椎病和腰椎间盘突出。初次就医后，他未能遵循医嘱，导致症状加剧。再次求医，医生强调了治疗的紧迫性，并为他制订了物理治疗和康复训练计划。小李开始改善自己的工作和生活习惯，并使用人体工程学座椅，定时站立工作或进行身体活动。几个月的坚持后，他的疼痛得到缓解，睡眠质量明显提高。小李不仅恢复了健康，还成为办公室里健康生活方式的推广者，分享自己的经验，提醒大家注意职业健康。

小课堂

1. 坐着办公时，身体都承受着哪些压力呢

长时间坐着办公会对身体的多个部位造成压力。长时间保持一个姿势会导致肩颈肌肉僵硬、紧张，引起肩颈疼痛，低头或前倾的姿势会增加颈椎的负担导致颈椎病。同时，久坐会增加腰椎间盘的压力导致椎间盘突出或损伤，不正确的坐姿会导致脊椎过度弯曲引发腰痛和脊椎疾病。长时间坐着会影响下肢的血液循环导致静脉曲张、浮肿等问题。

2. 应该怎么选办公桌椅呢

（1）座椅高度：确保座椅高度可以调节，使双脚平放在地面或脚踏上，大腿与地面平行，膝关节屈曲 90°。

（2）座椅靠背：靠背应有可以调节的腰部支撑，确保腰椎保持自然的弧度；靠背应可以倾斜，允许不同角度间的切换，并有锁定功能。

（3）座椅材质：座椅材料应透气，减少久坐引起的闷热和出汗；座椅垫的填充物应适中，不宜过软或过硬，提供舒适的支撑。

（4）座椅扶手：座椅扶手高度应可调节，使手臂可以自然下垂摆放，肘关节呈 90°；扶手的宽度和位置也应可调，确保手臂舒适支撑。

（5）办公桌高度：办公桌的高度应该使手臂在打字时能与桌面保持水平，减少肩部和手腕的压力。电脑显示器应放置在眼睛水平线或稍低位置，以减少颈部前倾和视疲劳。考虑使用笔记本支架、外接键盘、阅读架、手机支架等工具，以提高视线高度和改善姿势。

（6）办公桌人体工程学设计：选择符合人体工程学的办公桌，如站立式办公桌，可以帮助改变长时间坐着工作的习惯，减少颈肩腰背的负担。

知识扩展

1. 久坐族还有哪些需要注意的呢

除挑选合适的座椅和保持正确的坐姿外，久坐族还应该注意以下几个问题。每小时至少起身活动 5 ~ 10 分钟，做一些简单的拉伸或步行，促进血液循环；保持键盘和鼠标与身体距离适中，手臂自然伸展；每周至少进行 150 分钟的中等强度有氧运动，如快走、慢跑、骑自行车等；保持均衡饮食，摄入充足的蔬菜、水果、全谷物和蛋白质，减少摄入高糖、高脂肪食物。

2. 久坐后脖子痛、腰背痛怎么办

（1）颈部侧后方拉伸：坐姿或站姿下，头转向一边 45°，用手轻轻往前拉，保持 20 ~ 30 秒，然后换另一边。左右侧各 2 次。

（2）前后颈部拉伸：微收下颌，头轻轻前倾，保持 2 秒，然后向后仰，保持 2 秒。重复 10 次。

（3）腰部拉伸：跪姿双手撑地（或站姿撑住椅背），背部拱起，然后下压背部，每个动作保持 5 秒，重复 10 次。

如果经过自我调整和锻炼后，疼痛仍未缓解，建议寻求专业医生或物理治疗师的帮助。他们可以通过评估和诊断，提供个性化的治疗方案，如物理治疗、针灸、手法治疗等，帮助有效缓解疼痛和不适。

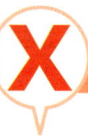

✗ 误区解读

1. 坐着比站着对身体的压力小

坐着和站着这两种姿势对身体的压力各有不同，具体取决于姿势的维持时间、个人的身体状况和姿势的正确性。科学的办公姿势应坐立交替，避免长时间维持同一姿势，同时保持正确的站姿或坐姿。无论坐着还是站着，每隔一段时间都应活动一下，进行简单的拉伸和运动，保持血液循环和肌肉活力，可以有效减轻身体压力，保持身体健康。

2. 静养解决脖子痛、腰酸背痛等问题

静养并不足以彻底解决脖子痛、腰酸背痛等问题。适当的休息和调整是必要的，但更重要的是采取综合措施来缓解和预防疼痛。通过拉伸、锻炼以及工作环境调整，可以有效缓解和预防久坐引起的脖子痛和腰背痛，保持良好的身体健康状态。如果症状持续或加重，建议及时就医，获得专业的医疗建议和康复治疗。

前交叉韧带断了需不需要手术

小张 20 岁那年打篮球受伤，前交叉韧带断裂。小张出于对手术的恐惧，选择保守治疗，半年后行动自如，甚至还可以打篮球，只是偶尔急转急停有一些错动感。如今 41 岁的小张常常行走多了或者剧烈运动后就会发生膝盖痛，到医院检查发现，已经发生严重的、不可逆的软骨损伤。医生告诉小张：如若再不处理，下一步需要关节置换了。小张后悔莫及，马上接受了手术治疗及康复训练。

小课堂

1. 什么是前交叉韧带断裂

前交叉韧带是在膝盖里连接大腿和小腿的其中一根韧带，主要限制小腿向前的移动。在剧烈运动及意外中，如果前交叉韧带断

裂，膝关节就丧失了负责限制小腿向前的韧带，继而产生膝关节不稳。常见的损伤姿势是屈膝外翻伤。

2. 怎样判定前交叉韧带断裂了

前交叉韧带断裂的主要临床影像学检查是磁共振成像，结合临床医生体格检查，如：前抽屉试验及拉赫曼试验，初步判定前交叉韧带是否完好。如若高度疑似断裂，则行关节镜检查，关节镜是诊断前交叉韧带断裂的金标准。同时，如若关节镜检查确诊断裂，会同时行前交叉韧带重建手术。

3. 前交叉韧带断裂了需要手术吗

前交叉韧带断裂后需要手术重建。交叉韧带维持关节的稳定性，当韧带结构遭到破坏后，膝关节股骨与胫骨之间的错动超出生理范围，错动频繁，位移增加，同时产生错误运动模式增加关节内压力，长此以往，起缓冲作用的半月板及软骨就会加速磨损，从而关节寿命缩短。所以交叉韧带断裂后尽快重建断裂韧带，恢复正常解剖功能是必要的。

知识扩展

1. 前交叉韧带断裂后还能走路吗

前交叉韧带断裂后急性期会出现肿胀和疼痛，伴随活动受限，但急性期过后，大多数人可以正常行走，只在剧烈运动过程中会发生膝关节不稳的感觉，通常影响运动表现中的急转急停。

2. 怎样手术修复前交叉韧带断裂

完全断裂的前交叉韧带一般采取手术治疗，手术方式是重建断裂的韧带，在原来等位置通过移植自体韧带或者使用人工韧带重建原来断裂的前交叉韧带，通过系统康复后可以恢复前交叉韧带的功能。

3. 前交叉韧带重建手术，术后患者多久能走路

单纯的前交叉韧带重建术患者术后第一天便可在专业人士指导下下地行走，一般需要佩戴支具，同时可以使用腋拐辅助，逐渐进行室内活动，在一个月左右可以较为自如地行走，两个月恢复正常步态。

✕ 误区解读

肌肉可以替代前交叉韧带

这种说法是不正确的。足够强壮的肌肉可以加强膝关节的稳定性，在充分激活的状态下也可以代偿大部分韧带的功能，但是韧带保持关节的稳定性是实时存在，不需要反应激活和热身的，也就是说，在没有准备的状态下突发意外，肌肉来不及做出反应的情况下，韧带功能是否完好就决定了关节在意外瞬间的稳定性。因此，韧带功能是不能完全由肌肉替代的。

腰痛时多躺躺是不是就好了

孙阿姨因每天在家照顾孙子、做家务导致腰痛，卧床三周后，疼痛有所缓解，但重新照顾孙子不到一周后又复发。孙阿

姨去医院进行了理疗和康复训练，并严格按照康复师安排家庭作业每天回家训练，一个月后，腰不痛了，也没有再出现过腰疼的症状。

💡 **小课堂**

1. 腰痛的原因

引起腰痛的原因并不像我们想象的那样简单，我们可以自我鉴别一下。如果疼痛放射到下肢，像过电一样疼，常见是由于椎间盘突出或骶髂关节神经卡压引起的；如果是部位比较深，疼痛位置不十分明确，也不随活动产生变化，隐隐作痛的感觉，我们应该到肾内科就诊排除肾脏相关疾病；如果疼痛位置很明确，且随姿势变化疼痛也会发生较明显的变化，以酸疼痛不放射为主，动的过程中痛，且劳累后明显，休息后缓解，多半是肌肉层面的问题。

2. 什么样的腰痛多躺躺能缓解

躺着主要是放松腰背部的肌肉，缓解椎间盘的压力，肌源性的疼痛通过躺着更容易缓解，这种方法主要针对缓解腰肌劳损急性期症状有效。同时需要引起重视的是，躺着意味着多休息，而不是一动不动，长期在床上躺着也要谨防血栓的发生，下地活动满足日常生活是必要的。

🎓 **知识扩展**

1. 腰痛起来除了躺着还能应该做什么

如果发生了腰痛的症状，我们首先应该到正规的医疗机构明确诊断，如果最终诊断是原发性腰痛，也就是说排除其他疾病带来的腰痛，就可以针对腰部展开治疗了。治疗分为两大类，手术治疗及保守治疗。严重的压迫神经等情况需要手术介入，尽早进行手术治疗可以保证较好的术后效果，这种情况患者躺着休息就不管用了。不需要手术治疗的保守治疗通常要多躺躺让腰部得到休息，同时还可以配合理疗、口服药物及康复训练缓解症状。大部分腰痛通过一段时间的规范治疗和休息可以得到缓解。

2. 躺着休息的同时可以做的理疗项目有哪些

针对原发性腰痛，我们需要鉴别腰痛的实际原因，针对性地选择物理治疗。肌肉问题引起的疼痛，我们可以采取中频电疗或低频电疗缓解疼痛，利用干扰电放松肌肉；椎间盘受压我们可以采取牵引治疗，减轻椎间盘压力，缓解神经压迫症状；如若已经出现神经根水肿的症状，还可以采取高频电疗深度消除神经根的水肿情况来缓解症状。当然，常见的消炎理疗设备，如红光、半导体激光及磁疗都可以消炎镇痛。

需要注意的两点是：第一，专业的理疗需要就医后由专业的医生针对腰痛原因，排除禁忌证后决定治疗方式；第二，个体对物理因子的反应差异较大，简单地说，每个人对治疗的敏感度都不一样，所以同一个治疗对不同的人效果也有差异。总的来说，专业的问题还是需要交给专业医生或相关专业人士去解决。

3. 躺着休息之后什么时候可以起来活动

就如案例提到的一样，孙阿姨躺着休息了三周后，腰痛得到了缓解，怎么一起来就又痛了呢？答案是因为腰部肌力薄弱，没有针对性的康复训练，所以一起来恢复正常的生活活动之后耐受不了，就会反复腰痛。这时候我们应该注意的是，疼痛得到明显缓解后我们就可以由"躺躺"变成"起来"了，但是在这个过程中，一定要完成康复训练的过渡，才可以顺利地结束"躺躺"这个过程，康复训练应包括核心稳定性训练及腰背部、腹部的肌力训练。大家可以到医院咨询专业的康复师了解动作细节。

论"伤筋动骨的一百天"

老张去踢球，没有热身就展开"战斗"了，看见球过来，老张一个箭步上前，后脚跟一阵剧烈的疼痛，便摔倒在地。随即朋友们连忙将老张送往急诊，诊断为肌腱不完全断裂，医生建议采取保守治疗。养伤期间，老张能不动就不动，一周后，发现腿肿得像青紫色的大面包一样，还伴随着一股憋胀痛，再次来到急诊，医生经超声检查诊断后发现老张的小腿已经形成静脉血栓，情况十分危急，一旦栓子脱落进入肺循环就会形成肺栓塞，短时间就可危及生命，幸好就诊及时，老张化险为夷。在医生的建议下，老张药物治疗同时接受了专业的康复治疗，并在康复师的带领下逐步开始训练恢复，三个月就可以正常走路了，半年后的他便可以继续享受运动为生活带来的乐趣了。

💡 小课堂 · · · · · · · · · · · · · · · ·

1. 伤筋动骨后必须休息整整 100 天吗

"伤筋动骨一百天"是在医疗不发达的古代的陈旧观念，现代用科学的方法来治疗，大多数伤筋动骨用不了 100 天便可康复。康复具体需要时间取决于受伤的部位、程度及处理方法。在现代医学领域，用时间来判定治愈时间的方法更是不可取的，因为患者年龄、体质、性别等因素对康复时间影响更大，因此，对于治愈时间不可一概而论，伤筋动骨也不是真的需要整整 100 天。

2. 伤筋动骨的 100 天里最可怕的是"一动不动"

不管是保守治疗，或是手术治疗，或是急诊手术完成的恢复期，血栓的预防都是重中之重。人体在活动相对少的时候，血流速度减慢，血液中的杂物容易发生沉积，沉积在血管里的栓子一旦脱落随静脉血流入肺部产生肺栓塞是会危及生命的，血栓的发生概率还受年龄、血脂浓度、血管质量等因素影响，因此休养中最可怕的莫过于"一动不动"。具体血栓预防原则是借鉴"流水不腐，户枢不蠹"中的道理，在保护受伤部位的同时，增强其他肢体的活动来增加血流速度，具体方法可以咨询医生或者专业的康复师。

知识扩展

1. 养伤时，应该做些什么呢

养伤时肌肉萎缩在所难免，但肌力对于后期康复至关重要，因此在养伤的时日里，不影响康复的前提下应积极进行肌力的练习，以保证在更短时间内恢复健康。具体训练方法需要咨询康复师，根据个体情况制订个性化的康复方案。

2. 受伤初期应该进行哪些处理呢

受伤初期我们的处理原则称为 PRICE 原则，即保护（protect，

P），休息（rest，R），冰敷（ice，I），压迫（compression，C），抬高（elevation，E）五个英文单词的首写字母组合，是目前国内外普遍认同的处置急性损伤的总体原则。

X 误区解读

1. 手术治疗恢复慢

这种观点是片面的。受伤部位是否需要手术治疗是需要医生结合患者病情、职业、年龄等做出专业判断的，有些损伤无法通过保守治疗治愈，并满足患者正常生活的。因此，在手术治疗可以更好地帮助患者修复受伤部位的前提下，只要配以专业的康复训练，患者身体恢复的速度和质量可以超越保守治疗。

2. 伤筋动骨后要多喝骨头汤

受伤后活动减少，骨头汤里含大量嘌呤及脂肪，过量食用后脂肪和嘌呤堆积在体内，并不是患者恢复所需要的营养物质，反而会增加代谢负担，可能增加相关内科疾病的风险。综上所述，养伤时多喝骨头汤没有益处，反而可能有害。

小故事　"伤筋动骨 100 天"的说法从哪里来

秦琼——李世民的大将军，大家应该都听过，更是咱们过年门神画上的常见人物，门神画上持锏者为秦琼，持鞭者为尉迟恭。"伤筋动骨一百天"出自《兴唐传》第九十回。故事中新文理被罗士信三棍子打伤肩膀，又被手艺不精的妹妹接错骨头，两军再次对峙之时，罗士信以为还要打新文理，秦琼便安慰罗士信："表弟呀，人常说'伤筋动骨一百天'，那小子膀子被你二次砸岔，现在绝好不了。"

伤筋动骨一百天的意思是"凡是筋骨折损的病痛，治养没有一百天，就无法康复"。那么，伤筋动骨真的需要整整一百天吗？现在我们知道了伤筋动骨后的恢复是因人而异的，因此这种说法不是很准确的。

答案：1. B；2. C；3. ×

健康知识小擂台

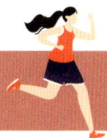

单选题:

1. 以下是运动后放松方式的是（　　）

　　A. 动态拉伸　　　　　　B. 静态拉伸

　　C. 不拉伸　　　　　　　D. 缓慢步行

2. 以下关于孕期运动的说法正确的是（　　）

　　A. 孕期不能运动

　　B. 孕期运动容易造成早产、流产

　　C. 孕期每周 5 天，每次持续 30 分钟的中等强度的运动

　　D. 孕期运动会影响胎儿发育

判断题:

3. 减肥期间因为要控制食物摄入量，所以少喝点水会瘦得更快。（　　）

特殊人群以及
人在疾病状态时
如何运动自测题

（答案见上页）